図解 基本術式
あん摩・マッサージ・指圧による全身調整

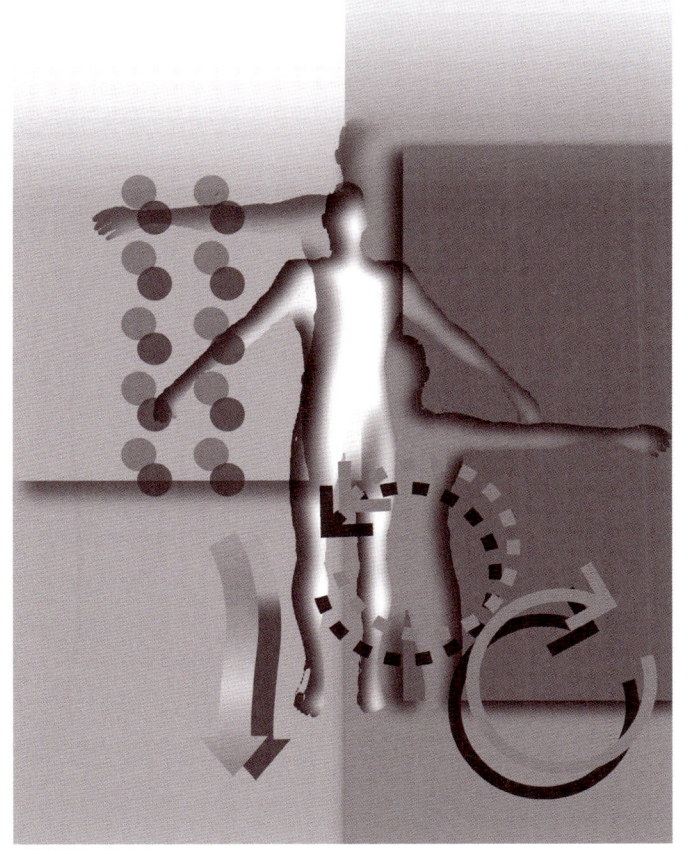

森 英俊
編著

殿山 希
上田正一
谷脇英一
木下 誠
野口栄太郎
田中秀明
大沢秀雄
著（執筆順）

医歯薬出版株式会社

「心地よさ」を商品とする手技療法を学べ
技術を高められる書として推薦します

1　心地よさが大切にされる時代

　世間を震撼させる事件，自然災害等が多数起こります．世の中はどうなってしまったのだろうと心を痛めます．心地よさ，手のぬくもりを求めています．

　手技療法は，歴史的にもっとも古い療法でしょう．近代医学は，何々に効くを求めてきました．近代科学技術は，大きな発展を遂げ，すばらしい文明を築きました．しかしその一方で，母なる大地を傷め，人々の心身を蝕み，多くのものを失いました．

　手技療法のもっとも大きな価値は，心地よさを提供できるところにあります．手技療法の心地よさは，緊張がほぐれ，心が和むところにあります．ほかにも緊張がほぐれ，心を和ませるものはあります．しかし，とくに緊張しているところを選んでほぐせるのは手技療法のよさです．これこそ現代の社会が求めています．

2　「心地よさ」を商品とする手技療法の業としてのあり方

　手技療法そのものが，心地よさを提供できるものとして洗練されなければなりません．そして手技療法を行う場としての環境のあり方も大きな要素となります．総合的に発展させなければならないでしょう．

3　手技療法は，とりあえず行える手軽さがあります．しかし，人体に害を与えない安全性こそが重要です．このために専門教育を受けた免許制の維持が社会的に求められます．

4　研究について

　研究の基礎になるのは，手技療法の確かな技術です．効果を発揮する見通しもないような技術を研究に用いても害をなすのみです．このことは手技療法，鍼灸療法などの研究では，もっとも注意されなければならないことです．

5　本書を推薦します

　1部，2部，3部のあん摩，ライトオイルマッサージ，指圧のそれぞれの術式に関する解説は，実践的で，きわめて具体的に記述されています．手技の技術力を確実に養い高める指導書として，予習，復習を確実にできる最適の指導書です．

　「日本にマッサージ技術を導入した人々」「あん摩・マッサージ・指圧の効果」「手技療法の生理学的機序」は，歴史を学ばせ，学術的な興味を持たせる部として優れています．「あん摩・マッサージ・指圧の効果」は，欧米における近年の手技療法に関する研究を紹介しており，興味深いところです．

「手技療法の生理学的機序」は，手技療法の基本的な技術を身につけた後，「何々に効く手技療法」の応用力を高めるときなど有益な部分です．

本書が多くの人達に読まれ，21世紀社会に「心地よさの手技療法」を提供してくれる人材が多数育ち，心温まる社会を迎えられることを期待します．

2006年1月

(国立)筑波技術短期大学(元)学長　名誉教授

医学博士　　西條　一止

発行にあたって

　手技療法の特徴の1つは，未病を治するというところにあります．未病を治するとは病気になる以前の状態に対策を行い，病気を未然に防ぐということです．生活習慣病と呼び，よい生活習慣のなかで予防しようという考え方と同じものです．手技療法は，よい生活習慣による病気の予防という場面で，よい休養習慣の最も頼れる専門的技術なのです．

　現在，あん摩マッサージ指圧師免許を持たないものによる類似の手技療法が氾濫しており，無免許の問題を含め制度設計，技術の向上などの抜本的な見直しの時期にきているように思います．

　従来のテキストは，施術する部位および流れについては詳しく書かれていますが，施術者の立つ位置や施術を行っている時の向きなどについて書かれているものは非常に少ないのです．そこで，簡単にわかりやすく，立つ位置や向きなどを解説した本を作れないかと考え，手技のテキストを書いてみることとなったのです．

　まず，ごく簡単に各手技の基本的事項の概要を確認し，いちばん重要な中身の技法については，現在行われているものをもう一度見直し，伝統的なよいところを残しつつ，未来志向の手技を開発していかなければならないと考えました．第一歩として，術者は，①右手，左手はどこに置き，②どの位置に立ち，③どこをみて，④どのように行うのか，⑤さらに何をしようとしているのかの視点から手技のテキストを書けないだろうかとの考えのもとに，立ち位置，向きについて重点をおいて執筆していただけるよう，著者の先生方にお願いをしました．

　次に，日本にマッサージ技術を導入した先達の業績を紹介し，さらに欧米における手技療法研究の現状はどうなっているのか，英文文献をレビューしました．そして根拠に基づく医療（EBM）という時代の要請にも対応でき，自信をもって施術にあたっていただけるよう，手技療法の自律神経反射機構を明らかにしました．

　また，全体にわかりやすい解説を行うように努め，読みやすく，役に立つテキストにしました．

　皆様方のご意見・ご感想をいただいて，さらによいものにしていきたいと考えておりますので，よろしくお願いいたします．

2006年1月

編著者　　森　英俊

● 目　次 ●

「心地よさ」を商品とする手技療法を学べ
技術を高められる書として推薦します　　　西條一止　iii
　　　　　　　　　　　発行にあたって　　　森　英俊　v

はじめに　あん摩・マッサージ・指圧　　　森　英俊・殿山　希　1

1．あん摩・マッサージ・指圧 …… 1
2．あん摩・マッサージ・指圧
　（手技療法）の歴史 ……………… 1
　1) あん摩の歴史 ………………… 1
　2) マッサージの歴史 …………… 1
　3) 指圧の歴史 …………………… 2
3．あん摩・マッサージ・指圧の
　違いと特徴 ……………………… 2
4．あん摩・マッサージ・指圧のこつ … 2

5．基本手技 ………………………… 3
　1) 軽擦法（なでる方法） ………… 3
　2) 揉捏法（もむ方法） …………… 4
　3) 圧迫法（おす方法） …………… 5
　4) 振せん法（ふるわす方法） …… 5
　5) 叩打法（たたく方法） ………… 6
　6) 強擦法（もみ，こねる方法） … 7
　7) 曲手 …………………………… 7
6．おわりに ………………………… 8

第1部　プロトタイプA（あん摩）　　　上田正一・森　英俊　9

プロトタイプA（あん摩）で用いる用語 …… 10
　補足事項 ………………………………… 16
プロトタイプA（あん摩）の術式 …… 17
Ⅰ．側臥位 ……………………………… 17
　A．左側臥位 ……………………… 17
　　1．頸肩部 ……………………… 17
　　2．上肢 ………………………… 23
　　3．腰部 ………………………… 31
　　4．下肢 ………………………… 33

　B．右側臥位 ……………………… 40
Ⅱ．腹臥位 ……………………………… 41
　　（肩上部・肩甲間部・上腕部・背部・
　　腰部・殿部・下肢）
Ⅲ．仰臥位 ……………………………… 50
　　（下肢）
Ⅳ．坐位 ………………………………… 53
　　（頭頸部・肩上部・上背部）

第2部　ライトオイルマッサージ　　　谷脇英一　57

ライトオイルマッサージの術式 ……… 58
　手技・効果・目的 ………………… 58
　マッサージを行うにあたって（注意事項）…… 59

Ⅰ．腹臥位 ……………………………… 60
　　1．頸・肩・背・腰部 …………… 60
　　2．下肢後面 …………………… 67

Ⅱ．仰臥位〔背臥位〕……………………70
 　1．下肢前面 ……………………70
 　2．上肢 …………………………73
3．腹部 ……………………………76
4．頸・胸部（デコルテ）…………77

第3部　指　圧　　　　　　　　　　　　木下　誠　79

はじめに ……………………………………80
 　A．指圧療法の概要……………………80
 　B．押圧操作……………………………81
 　　＜押圧操作の基本＞
 　C．指圧操作の3原則…………………82
 　D．圧の強弱の段階……………………83
 　E．手指操作法の種類…………………84
 　F．圧法の種類（基本圧法）…………87
 　G．運動操作（運動法）………………88
 　H．指圧の心得…………………………88
指圧の術式 …………………………………90
 Ⅰ．側臥位〔横臥位〕（マット）……90
 　A．左　側 ……………………………90
 　　1．頸　部 …………………………90
 　　2．肩背腰部 ………………………92
 　B．右　側 ……………………………95
 Ⅱ．伏臥位〔腹臥位〕（マット）……96
 　A．正　中 ……………………………96
 　　1．頭項部 …………………………96
 　B．左右両側 …………………………97
 　　後頸部 ………………………………97

 　C．左　側 ……………………………98
 　　1．肩背部，腰部 …………………98
 　　2．殿部，下肢 ……………………101
 　D．右　側 ……………………………107
 　E．左右両側・正中 …………………107
 　　1．背部調整 ………………………107
 Ⅲ．仰臥位〔背臥位〕………………111
 　A．左　側 ……………………………111
 　　1．下　肢 …………………………111
 　　2．上　肢 …………………………118
 　B．右　側 ……………………………125
 　C．正中，左・右，左右両側 ……126
 　　1．頭　部 …………………………126
 　　2．顔　面 …………………………128
 　　3．胸　部 …………………………133
 　　4．腹　部 …………………………135
 Ⅳ．坐　位 ……………………………141
 　A．左・右，左右同時 ………………141
 　　1．頸　部 …………………………141
 　　2．頭　部 …………………………144
 　　3．肩・背部 ………………………144

日本にマッサージ技術を導入した人々　　　　野口栄太郎　149

 　1．はじめに ……………………… 149
 　2．マッサージと2人の陸軍軍医 … 150
 　3．明治のマッサージ書 ………… 152
4．盲学校とマッサージ ………… 153
5．おわりに ……………………… 154

あん摩・マッサージ・指圧の効果
—とくに欧米における手技療法研究の現状　田中秀明・森 英俊　155

1. 皮膚，筋の循環に及ぼす反応およぼ効果 …………… 155
2. 手技療法が筋に及ぼす影響 … 159
   1) 筋疲労に対する手技療法の効果 …………………… 159
   2) 遅発性筋痛に対する手技療法の効果 ……………… 160
   3) 筋機能に対するマッサージの筋電図学的検討 …… 162
3. 手技療法が自律神経機能へ及ぼす影響 …………… 163
4. マッサージが免疫機能に及ぼす影響 …………… 167
5. マッサージが内分泌に及ぼす影響 …………… 169
6. 手技療法研究の現状と今後の課題 ……………… 171

文　献 …………………………………… 173

手技療法の生理学的機序—自律神経反射の立場から　大沢秀雄　179

1. はじめに ……………………… 179
2. 体性-内臓(自律神経)反射 … 179
   1) 脊髄分節反射 ……………… 179
   2) 上脊髄反射 ………………… 180
3. 種々の自律機能に及ぼす体性感覚刺激の効果 …… 180
   1) 心拍数・血圧 ……………… 180
   2) 胃腸運動 …………………… 182
   3) 膀　胱 ……………………… 183
   4) 尿　管 ……………………… 183
   5) 子宮運動と子宮血流 ……… 184
   6) 瞳　孔 ……………………… 184
   7) 副腎髄質機能 ……………… 185
   8) 脳血流 ……………………… 186
4. 軸索反射 ……………………… 186
5. 内臓-内臓(自律神経)反射 … 187

まとめ ……………………………… 187

編集者略歴 ……………… 190

はじめに
あん摩・マッサージ・指圧

1．あん摩・マッサージ・指圧

　あん摩・マッサージ・指圧とは主として手を用いて人体に機械的刺激を加え生体反応を引き起こし，健康の保持増進，疾病の治療と予防を目的に行う療法である．手を用いて行う治療法として総称するとすれば，手技療法と呼ぶことができる．

2．あん摩・マッサージ・指圧（手技療法）の歴史

　手技療法は世界の各地に発生した医療の中でもっとも古く，もっとも平易な療法である．動物はけがをした部位をなめ，人は体の不調部位をなで摩る．これが「手当て」の原形であり，手技療法の始まりであると考えられる．あん摩・マッサージ・指圧にはそれぞれ独特の方法がある．それはそれぞれが培われてきた地域，時代背景によるものである．

1）あん摩の歴史

　あん摩（按摩）の語源は抑按調摩（よくあんちょうま）であり，抑按の「按」と調摩の「摩」をとって「按摩」というようになったのである．「按」は押さえること，「摩」はなでることを意味する．また，あん摩は古くは「導引按蹻（どういんあんきょう）」の術として中国から日本に伝えられたものである．「導引」とは筋や骨，関節を動かし，大気を体に導き入れようとする呼吸運動法の一種であり，「按蹻」とは皮膚，筋を押さえたり，手足を早く動かしたりすることである．

　わが国にいつ伝えられたかは明らかではないが，奈良時代にできた大宝令（701年）の医事制度にあん摩について記載されている．あん摩生はあん摩，傷折の法（外傷や骨折）および判縛の法（包帯法のこと）を学んだとされており，教育期間は3年とされている．教育を修了したものをあん摩師と呼び，さらに研鑽したものにはあん摩博士の制度もあったとされている．

　その後わが国では日本人の体質などに応じて発展し，とくに腹部についてのあん摩は按腹としてわが国独特な発展をとげた．

2）マッサージの歴史

　マッサージの語源はギリシャ語のマッシー（もむ），アラビア語のマス（和らげる）で，マッサージ（massage）はフランス語である．

　古代エジプトの墓にはマッサージを受ける人の姿が描かれており，ギリシャやローマの医師は痛みの緩和にマッサージを高く評価したという．紀元前5世紀の頃ギリシャの医聖ヒポクラテスは，「医師たるものは医術についてのあらゆる学理とともにマッサージも習得せよ」と力説したといわれている．古代インド医学であるアーユルヴェーダでもマッ

サージが行われ，とくに，そのマッサージは香りのあるオイルを用いるのが特徴である．

16世紀後半頃に医療技術の一部として注目を集め，18，19世紀にヨーロッパの各国に普及するようになった．

わが国には明治20年代に伝えられた．陸軍軍医総監の橋本綱常はヨーロッパ諸国のマッサージの状況を視察し，マッサージに関する書籍を持ち帰った．また，長瀬時衡は産科の一助としてマッサージを活用し，明治24（1891）年に日本人最初となるマッサージ書「按摩術」を発表した．

明治24（1891）年に東京帝国大学附属病院にマッサージ師が採用されて以来，全国各地の病院にマッサージ師が採用されるようになった．

3）指圧の歴史

指圧は江戸時代に古来のあん摩法，導引，柔道の活法などが総合されて経験施術として民間で行われていた．大正の初期に「指圧」という新しい呼称とともに，アメリカの手技療法（カイロプラクティック・オステオパシー・スポンディロテラピー）などの手技や理論が加えられ，今日に至っている．

現在，わが国ではあん摩マッサージ指圧を業として行うには，あん摩マッサージ指圧師の免許状が必要である．高卒後，専門学校（視覚障害者では盲学校高等部専攻科および保健理療科）で3年間教育を受けて国家試験受験資格を得る．教育課程では，東洋医学的理論や実技・臨床実習はもちろんのこと，基礎医学（生理学や解剖学，病理学，衛生学），臨床医学などを学ぶ．

3．あん摩・マッサージ・指圧の違いと特徴

あん摩，指圧は衣服の上から行う．マッサージは裸になって皮膚に直接行い，このときに皮膚を滑らかにするためにオイルやその他の滑剤（タルク）を用いる．

あん摩，指圧は遠心性（体の中心から末端の方に向かって）に手技を進める．マッサージは求心性（体の末端から中心部に向かって）である．たとえば，上肢ではあん摩の時は肩から手先の方に向かってなで，マッサージでは手先から肩の方に向かってなでる．

手を用いて行うこれらの療法の基本は

a．なでること
b．もむこと
c．おすこと
d．動かすこと（曲げることと引き伸ばすこと）

である．

あん摩はもむことを中心としている．マッサージはなでること，指圧はおすことをそれぞれ中心とした療法である．

4．あん摩・マッサージ・指圧のこつ

手の用い方が大切である．なでる，もむ，おす，動かす時に手を使って何をするのかを

よく考えることである.

なでる時にも皮膚をなでるのか,血液の流れを良くするためになでるのかということが重要である.たとえば血液の流れを良くするためになでるのであれば,皮膚に不必要な刺激を加えないように皮膚にオイルやその他の滑剤を用いる.

また,もむ時はなでるよりも強い力を用いるので,とくに皮膚の上を指が滑らないように注意しないと皮膚ばかりが痛くなる.もみたい部分をしっかり手でおさえて離さないようにしながら,手首,肘の関節を動かすようにしてもむ.

おす時に一番重要なことは体の中心つまり体重を乗せるようにして体全体の力で,しかも十分余裕をもっておすことである.決して粗暴になってはいけない.指の使い方としては体の表面に垂直におすこと,おす時の力を安定させて持続させること,力と精神とを集中させることなどが大切である.

動かすことにはいろいろな目的がある.自分自身で動かすことを自動運動といい,ほかの人に動かしてもらうことを他動運動という.他動運動の意義は,関節運動範囲いっぱいに動かすことによって関節周囲の軟部組織を引き伸ばすことである.したがって,動かされる方はできるだけリラックスして力を抜いた状態にして,術者によって動かさなければならない.

5．基本手技
1）軽擦法（なでる方法）

術者の手掌,指などを施術部に密着させ,適度の力を加え,なでさする手技である.

この手技を行うにあたっては,術者の用いる部位（手掌や指など）を施術部に密着させ,一定の力でしかも一定のスピードで行うように心掛けなければならない.

軽擦法には,手掌軽擦法,二指軽擦法,四指軽擦法,指髁軽擦法,母指軽擦法などの種類がある.

手掌軽擦法は手掌で適当な圧を加え,なでさする方法で,主として背部,腹部などの施術に用いる（**図 1-1**）.

二指軽擦法は母指と示指の間に施術部をはさむようにしてなでさする方法で,主として

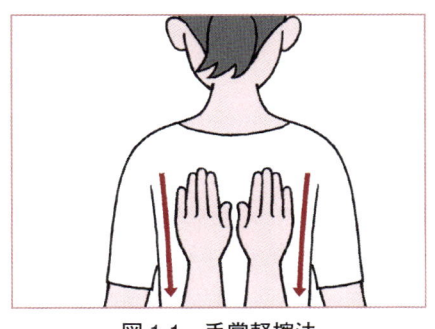

図 1-1　手掌軽擦法

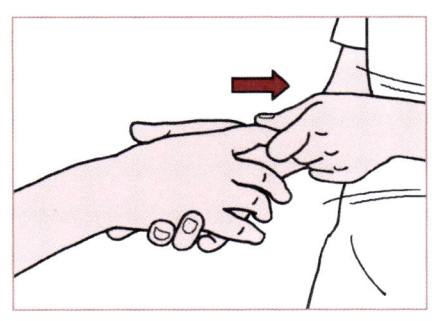

図 1-2　二指軽擦法

図 1-3　四指軽擦法　　　　　　　　図 1-4　指髁軽擦法

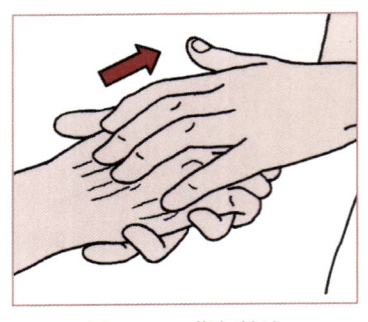

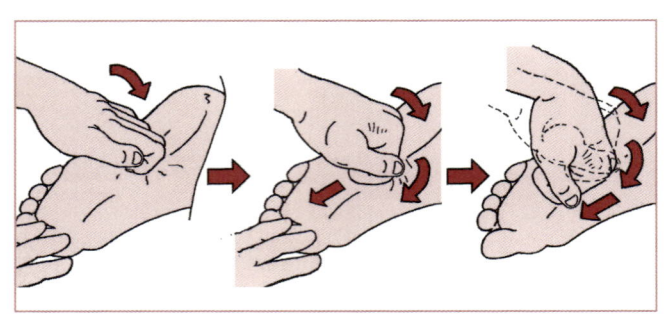

手指，足指などの施術に用いる（**図 1-2**）．
　四指軽擦法は示指，中指，薬指，小指の四指で同時になでさする方法で，頸部や頭部などの施術に用いる（**図 1-3**）．
　指髁軽擦法はこぶしを握り，示指から小指までの指の基節部でなでさする方法で，足底，手掌などの皮膚が硬くて厚い部位に用いる（**図 1-4**）．
　軽擦法の作用は知覚神経を刺激して反射作用を起こさせ，循環系の流れを良くし新陳代謝を盛んにし，また鎮痛効果もある．

2）揉捏法（もむ方法）

　術者の手掌，指などを施術部に密着させ，筋を加圧または把握して線状（縦または横）あるいは輪状にもむ手技である．
　この手技を行うにあたっては，手先だけでなく身体全体を使ってもむとともに，対象となる筋を確実にとらえ，被術者の衣服と皮膚の間がこすれないように心掛けることが大切である．
　揉捏法には，母指揉捏法，二指揉捏法，きりもみ状揉捏法，ろとう揉捏法，手掌揉捏法などの種類がある．
　母指揉捏法は片手または両手の母指で筋に圧を加えて輪状または線状に動かしながら，もみこねる方法で，全身の施術に用いる（**図 1-5**）．
　二指揉捏法は母指と示指の間に施術部をつまんでもみこねる方法で，胸鎖乳突筋，アキレス腱などの施術に用いる（**図 1-6**）．

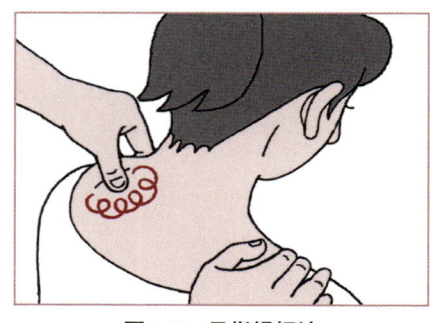

図 1-5　母指揉捏法　　　　　　　　図 1-6　二指揉捏法

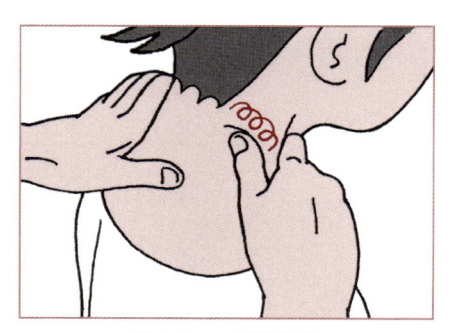

図1-7　きりもみ状揉捏法　　　　　図1-8　ろとう揉捏法

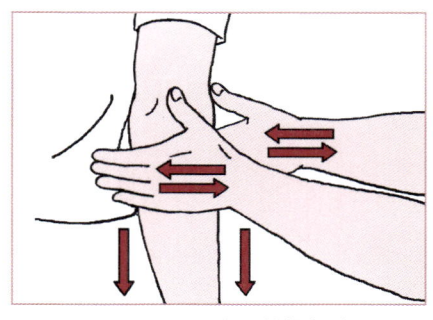

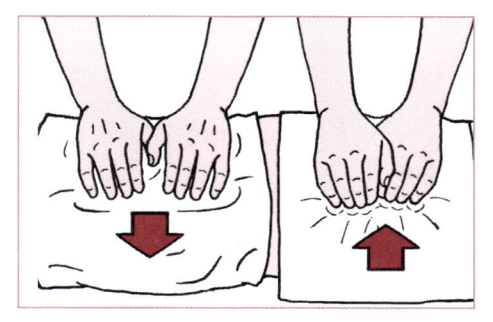

　きりもみ状揉捏法は両手掌のあいだに体肢をはさみ，きりをもむようにもみこねる方法で，普通は上肢に用いる（**図1-7**）．
　ろとう揉捏法は手根と四指の間で施術部をはさみ，左右交互に舟のろを漕ぐようにもみこねる方法で，腹部などの施術に用いる（**図1-8**）．
　揉捏法の作用は主として筋肉に作用を及ぼし筋組織の循環を良くし組織の新陳代謝を盛んにし，機能を高める．また腹部に行うときは胃腸の蠕動機能を高め便通を良くする．

3）圧迫法（おす方法）
　手の種々の部位を用いて施術部を適度の力で押す手技である．
　この手技を行うにあたっては，徐々に力を加え，また徐々に力を抜く（漸増漸減圧）とともに，押す面に垂直に力を加えること（垂直圧）および圧を施術部に集中すること（集中）などに心掛けなければならない．
　圧迫法には，母指圧迫法，手掌圧迫法などの種類がある．
　母指圧迫法は両手または片手の母指で圧迫する方法で，肩上部，腰部などに用いる（**図1-9**）．
　圧迫法の作用は機能の抑制である．神経痛の痛み，痙攣を抑えるなどに効果がある．

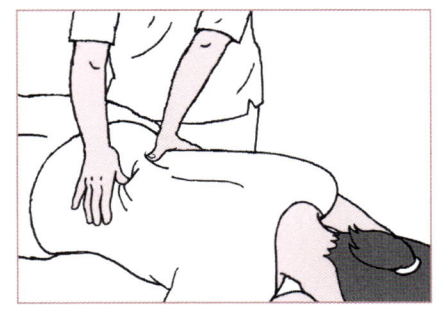

図1-9　母指圧迫法

4）振せん法（ふるわす方法）
　手の種々の部位を用いて施術部を適度の力で圧迫し，これを振わせてその振動を施術部に伝える方法である．

この手技を行うにあたっては、前腕を緊張させ、リズミカルな振せんが加わるように心掛ける．

振せん法には、手掌振せん法、把握振せん法などの種類がある．

手掌振せん法は片手または手を重ねて手掌を施術部に当て振せんを加える方法で、腹部のような広い部位の施術に用いる（**図1-10**）．

把握振せん法は片手または手掌で施術部を把握しながら振せんを加える方法で、頸部または腹部などの施術に用いる（**図1-11**）．

振せん法の作用は細かい断続的刺激によって神経、筋の興奮性を高め、また快い感覚を与える．

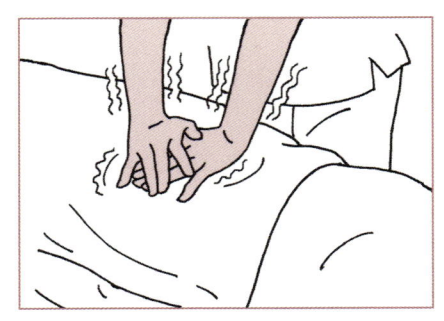

図1-10　手掌振せん法

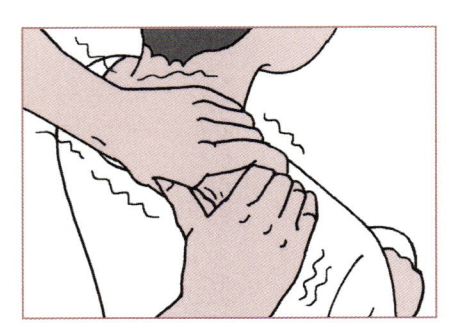

図1-11　把握振せん法

5）叩打法（叩く方法）

手の種々の部分で、施術を軽く速く弾力的（3〜5回／秒）に叩き、刺激を与える手技である．

この手技を行うにあたっては、軽やかで弾力的に、しかもリズミカルに叩くことが大切であり、また、叩いたときに心地よい音を出すように行うことがコツである．

叩打法には、拳打法（手拳叩打法）、切打法、合掌打法などの種類がある．

拳打法は軽く握りこぶしを作り、手関節を掌屈して、その小指側で軽やかに叩く方法で、肩背部などの施術に用いる（**図1-12**）．

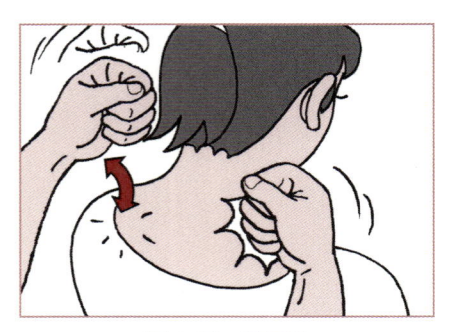

図1-12　拳打法

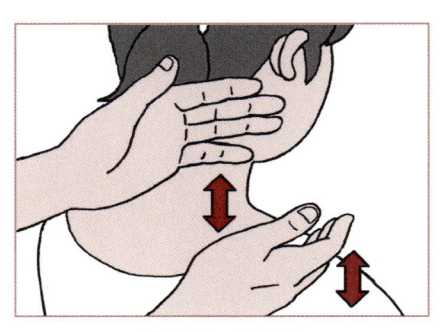

図1-13　切打法

切打法は両手の指を軽く伸ばし，指と指の間をやや開いて，それぞれ小指側で交互に施術部を軽く細かく叩く方法で，肩上部などに用いる（図1-13）．

叩打法の作用はその断続刺激がリズミカルに作用するので神経，筋の興奮性を高め血行を良くし，機能を亢進させる．

6）強擦法（もみ，こねる方法）

炎症などで起こる病的滲出物を押し，もみ，こねる，細かく砕き，血液中に吸収を促したり，固く癒着した組織を引きはがすようにして動きのよい組織にするために行う手技で，母指，示指，中指の指をおもに使う．軽擦法と揉捏法とを複合した手技で，主として関節部の施術に用いる．

強擦法には，渦紋状（渦巻状）強擦法，屋瓦状（螺旋状）強擦法の2つの方法がある．

渦紋状強擦法は母指または中指を施術部に当て，垂直に力を加えながらはじめは軽く，徐々に加圧しながら周囲から中心部に向かって渦巻状の揉捏を反復する方法である（図1-14）．

屋瓦状強擦法は母指，示指または中指で輪状に揉捏しながら屋根瓦を積むように移動していく方法である（図1-15）．

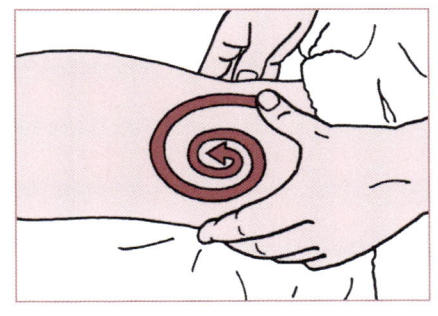

図1-14　渦紋状強擦法　　　　図1-15　屋瓦状強擦法

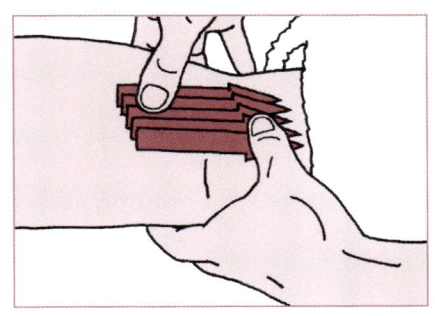

7）曲手

曲手は古来あん摩法の独特の手技であり，叩打法と振せん法あるいは揉捏法，軽擦法などを組み合わせた複合手技で，叩打法が変形したものと考えられる．

曲手には，車手，突手，横手（あおり手），挫手，柳手（ばら手）などの種類がある．

車手は指先を施術部に当てると同時に指の末節，中節，基節を順次速やかに折り，手指全体をころがすようにして身体の表面を移動する方法で，主として肩背部，腰部の施術に用いる（図1-16）．

突手は四指の指先指腹部を施術部面に対し垂直に突き当てると同時に，四指を速やかに折る曲手である．慣性により中節背面が施術部面を打つと同時に，中手指節関節の屈曲と手関節の背屈が起こり，手根部が体表面に接触する．その直後，四指を伸展しつつ，手を素早く体表から垂直に離す．これを左右交番性に連続で行う．中手指節関節の屈曲時に指

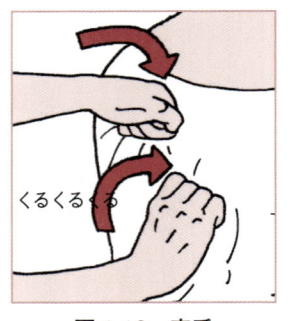

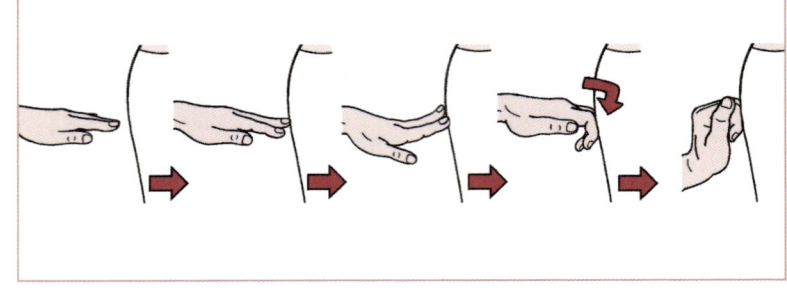

図 1-16　車手

図 1-17　突手

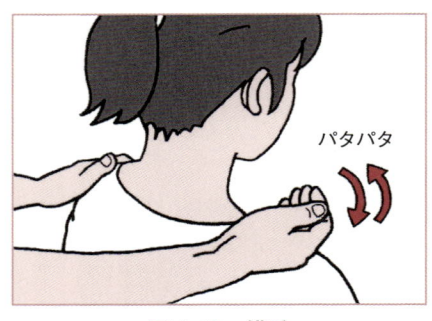

図 1-18　横手

腹部が鋭く手掌面を鞭打つことにより，軽快な衝突音を発生させる方法で，主として肩上部，背部，腰部の施術に用い，ときに頭部，上肢，下肢にも用いる（図 1-17）．

横手は手の小指側を施術部に当て，手首を前後に速やかに動かしながら移動する方法で，肩背部など広く全身の施術に用いる（図 1-18）．

6．おわりに

手技療法でもっとも大切なことは手で観察しながら行うことである．身体は一様ではない．筋の緊張でも全身に平均して起こるのではなく，緊張の強いところを手で発見して，緊張の変化を察知しながら行うのである．

参考文献

1．殿山　希，森　英俊：あん摩，マッサージ．痛みと臨床 2（3）：77-81，2002．
2．森　英俊，西條一止：按摩，マッサージ，指圧．看護のための最新医学講座，第 33 巻，95-105，中山書店，2002．
3．西條一止，森山朝正，森　英俊ほか，全国盲学校長会編：手技療法．理療理論，12-31，日本ライトハウス，1994．
4．教科書執筆小委員会著，東洋療法学校協会編：あん摩・マッサージ・指圧の意義と沿革，あん摩・マッサージ・指圧の基本手技．あん摩マッサージ指圧理論，改定新版，2-6，6-18，医道の日本社，1999．
5．教科書編纂委員会編著，全国盲学校長会編：按摩の基本手技，マッサージの基本手技．指圧実技，理療基礎実習（上巻），14-21，60-66，121-123，日本ライトハウス，1993．
6．教科書執筆小委員会著，東洋療法学校協会編：あん摩基礎，マッサージ基礎，指圧基礎．あん摩マッサージ指圧実技〈基礎編〉，3-14，31-44，83-86，医道の日本社，1991．
7．芹澤勝助：マッサージの手技とその効果．東西医学の接点に立つマッサージ・指圧法の実際，14-300，創元社，1970．

第 1 部
プロトタイプ A（あん摩）

プロトタイプ A（あん摩）で用いる用語	10
補足事項	16
プロトタイプ A（あん摩）の術式	17
Ⅰ．側臥位	17
A．左側臥位	17
1．頸肩部	17
2．上肢	23
3．腰部	31
4．下肢	33
B．右側臥位	40
〈略：左側臥位に準じる〉	
Ⅱ．腹臥位	41
（肩上部・肩甲間部・上腕部・背部・腰部・殿部・下肢）	
Ⅲ．仰臥位	50
（下肢）	
Ⅳ．坐　位	53
（頭頸部・肩上部・上背部）	

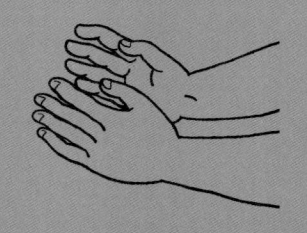

プロトタイプAで用いる用語

施　　術	術を施すこと，ここではあん摩術を施すことをさす．
施術者	術を施す人，ここではあん摩術を施す人をさす （注意：術者と略すことがある）．
患　　者	術を受ける人，被施術者，ここではあん摩術を受ける人をさす （注意：病人という意味で用いているわけではない）．
手　　技	あん摩・マッサージ・指圧を総称する呼び名であると同時に，それぞれで用いられる細かな1つひとつの技術の総称．
基本手技	手技で用いられる技術のうち，基本となる技術，技（わざ）．各基本手技の内容については，基本手技各頁参照．
術　　式	基本手技の組み合わせとその流れ．
自　　動	患者自身の意思と筋力を用いて関節運動を行うこと．
他　　動	施術者の意思と筋力を用いて患者の関節運動を行うこと．
手ぬぐい	単層平織りの木綿生地で，日本では古くより用いられてきた，布，和式のタオル，「晒」（さらし）．
基本姿勢	施術を始めるときの姿勢で，主として患者の姿勢．時として施術者の初期立ち位置を含めてさすこともある．
側臥位	横向きで寝た時の体の位置および姿勢，左を上にすれば左側臥位という．
伏臥位	うつぶせで寝た時の体の位置および姿勢，別名「腹臥位」という．一般的に仰臥位の反対が「伏臥位」．
腹臥位	伏臥位のこと，一般的に背臥位の反対が「腹臥位」．
仰臥位	あお向けで寝た時の体の位置および姿勢，別名「背臥位」という．一般的に伏臥位の反対が「仰臥位」．
背臥位	仰臥位のこと，一般的に腹臥位の反対が「背臥位」．
揉み手	施術者の左右の手のうち，施術をする側の手．両手を同時に用いての施術の場合は，揉み手と支え手の区別はない．
支え手	施術者の左右の手のうち，患者を支える側の手．両手を同時に用いた施術の場合は，揉み手と支え手の区別はない．
立ち位置	施術する時に，施術者が立つ位置，および足の位置．
手つなぎ	現在の施術部位と次の施術部位が距離的に離れている際，移動する間に揉みのリズムと流れを連続させる目的で，継ぎ目に入れる手技，継ぎ手．単につなぎと呼ぶこともある．
手さばき	単体の基本手技だけではなく，間に入る手の移動方法や，体位変換も含めた一連の流れとして，揉みと移動の操作をひとまとめとして表現した呼称．

さし足	現在立っている位置に施術者の重心を残したまま，移動する方向へ片足を出す時，この出した足をさし足と呼ぶ．
やや腰を低くし，頭部や脊柱は鉛直を保ったまま，さし足だけを目的の方向にすり足で出す．この時，さし足は接地しているが，体重は乗っていない．
重心移動	体幹の水平移動のことで，徐々にさし足に体重を移動させ，最終的にさし足に全体重を移動させることをいう．
移動中は，頭部の高さや両肩の水平と，頭部や脊柱の鉛直を保ったまま，さし足側へ体幹を移動する．
ぬき足	さし足に全体重が移動した後，元立っていた位置に残された足をぬき足と呼ぶ．ぬき足はこの後，徐々にさし足側に引き寄せられて施術者の立ち位置の移動が完了する．
足さばき	現在の立ち位置から次の立ち位置までの移動の方法．
さし足，重心移動，ぬき足の一連の動作の呼称．
手ぬぐいさばき	手ぬぐいのかけ方や取り方，滑らせ方，当てる位置や向きなどの一連の手ぬぐいの扱い方の呼称．
過重移動	さし足に徐々に体重をのせていく行為と，ぬき足から徐々に体重をぬいていく行為や，施術中の揉み手に徐々に重心を近づけていく行為．

基本手技名

軽擦法	施術者の手を施術部位に適度の圧で密着させ，適度な速度で，なで，さする方法で，一般的に施術の始めと終わりに遠心性に一方向性で行う基本手技である．用いる施術者の手の部位により分類され，その分類別に使用範囲や用途が異なる．
手掌軽擦	手掌を用いて軽擦する方法で，比較的広い範囲に使用する軽擦である．
母指軽擦	母指腹を用いて軽擦する方法で，手の指の間や中指骨間などの比較的施術部位が狭い範囲に使用する軽擦である．
二指軽擦	母指と示指，または母指と中指との間に施術部位を軽くはさんで行う軽擦法で，おもに手や足の指に使用する軽擦である．
四指軽擦	母指以外の四指の手掌面を用いて軽擦する方法で，おもに頸部や頭部に使用する軽擦である．
指髁軽擦	手背の基節部を用いて軽擦する方法で，足底や手掌のように，皮膚や筋膜の肥厚した部位に使用する軽擦である．
指頭軽擦	手の指先の，やや指腹側を用いて軽擦する方法で，主として頭部に使用する軽擦である．

揉捏法 施術者の手を施術部位に適度の圧で密着させ，衣服の上から筋に圧を加えながら，縦横または輪状に揉む方法で，一般的に筋を対象として，筋の走行を意識して行う基本手技である．揉捏法は用いる施術者の手の部位や揉捏の方法により分類され，その分類別に使用範囲や用途が異なる．

母指揉捏　母指腹を用いて揉捏する方法で，全身に用いるが主として肩上部や脊柱の両側，下腿などに使用する揉捏である．

二指揉捏　母指と示指または母指と中指の間に筋をつかんで揉捏する方法で，主として胸鎖乳突筋やアキレス腱など，突出縦走する腱部および筋と腱の移行部などに使用する揉捏である．

四指揉捏　母指を除く四指腹を用いて揉捏する方法で，頭部，頸部，肩上部などの湾曲平面部などに使用する揉捏である．

手掌揉捏　手掌を用いて揉捏する方法で，手掌全面を用いるもののほか，母指球を用いる母指球揉捏，小指球を用いる小指球揉捏，手根を用いる手根揉捏などの細分類があり，比較的平坦で広範囲な部位に使用する揉捏である．

把握揉捏　揉捏の方法により命名された揉捏で，施術者の手掌と指腹に均等に力を加え，対象とする筋をつかみ，片手もしくは両手の四指と母指，または手根と四指で把握して輪状に揉捏する方法で，主として上肢や下肢に使用する揉捏である．

きりもみ状揉捏
　　　揉捏の方法により分類された揉捏で，左右の手掌の間に施術部位をはさみ，錐（きり）を揉むように揉捏する方法で，主として上肢に使用する揉捏である．

ろとう揉捏
　　　揉捏の方法により命名された揉捏で，同側の母指と示指，または同側の手根部と四指との間に施術部位をはさんで，舟の櫓（ろ）を漕ぐように揉捏する方法で，主として腹部に用いる揉捏である．

線状揉捏　母指揉捏の際，母指を一定方向に往復させる揉み方．輪状揉捏と対極する．縦線状揉捏と横線状揉捏とがある．

縦線状揉捏
　　　線状揉捏のうち，筋の走行に沿って線状に動かして揉む揉捏法．当たりが柔らかく「もみかえし」も起こしにくいが，滑りやすく皮膚ズレを起こしやすい．

横線状揉捏
　　　線状揉捏のうち，筋の走行に対して直角方向に線状に動かして揉む揉捏法．筋を横断する動きになるが，なるべく筋をはじかない．速効性があり，直後効果も高いが，比較的刺激が強く「もみかえし」を起こしやすい．

輪状揉捏　揉み手の母指または四指，あるいは手掌または手根を施術部位に一定圧で圧迫を加えた状態で一定方向に任意の大きさの輪を描くように動かす揉み方．揉捏法のなかでもっとも基本的な揉み方であり，全身の多くの部位に使用する．線

状揉捏と対極をなす揉捏法である．

圧迫法 深部の組織を対象として適度な圧を加えて施術部位をおす方法で，手指を体表に直角に当て，徐々に圧を加えたり減じたりする基本手技である．用いる施術者の手の部位により分類され，その分類別に使用範囲や用途が異なる．

母指圧迫　母指腹または母指頭を用いて圧迫する方法で，脊柱両側および腹部などに使用する圧迫である．

四指圧迫　四指腹または四指頭を用いて圧迫する方法で，主として腹部などに使用する圧迫である．

手掌圧迫　手掌を用いて圧迫する方法で，主として手根部を用い，背部，腰部，腹部などの比較的広い面などに使用する圧迫である．

振せん法
施術部位に手や手指を軽く圧を加えて接触させ，ふるわせ，その振動を施術部位に伝える基本手技である．用いる施術者の手の部位や振せん時の方法により分類され，その分類法に使用範囲や用途が異なる．

手掌振せん
片手もしくは両手の手掌や，母指球や小指球などを施術部位に当て，振動させる方法で，腹部のような広い面などに使用する振せんである．

指頭振せん
母指頭または四指頭を用いて振動させる方法で，頸部および腹部などに使用する振せんである．

把握振せん
振せん時の方法により分類される振せんで，筋をつかみ上げ，あるいはつかみながら振動させる方法で，頸部および腹部などに使用する振せんである．

牽引振せん
振せん時の方法により分類される振せんで，施術者の両手で上肢または下肢を引っ張るようにしながら振動させる方法で，主として上肢や下肢などに使用する振せんである．

叩打法（こうだ） 一局所の施術が終わるごとに施術者の手のさまざまな部位を用いて，速やかに，かつリズミカルに弾力的に施術部位をたたく基本手技である．

拳　打　軽く握り拳をつくり，軽快な音をさせ，適度に手を移動させながら手掌の小指側でたたく方法で，主として肩背部，腰部，下腿前面，足底などのさまざまな部位に使用する叩打である．

切　打　全手指を伸展し軽快な音をさせて適度に移動しながら小指側で敏速かつ弾力的にたたく方法で，頭部，頸部，肩背部，腰部，上肢，下肢などさまざまな部位に使用する叩打である．

合掌打　左右の手掌を合わせ，全手指を緩やかに伸展し，かつ各指と指の間は，やや開

き，たたいた瞬間にその勢いで各指と指のすきま（隙間）をなくすことにより軽快な音をさせ，適度に手を移動させながら小指側で敏速かつ弾力的にたたく方法で，肩背部や腰部などに使用する叩打である．

空気打　両手の手掌を交差して合わせ，空気を含ませて右または左の手背で叩打する方法で，肩背部，腰部などに使用する叩打である．

環状叩打　両手の母指と示指を開き，その母指と示指で左右それぞれの半円を作り，その開いた両半円の間に施術部を置き，両手の距離を素早く近づけることで施術部位をはさむようにたたく方法で，主として上肢または下肢などに使用する叩打である．

拍　打　指先の高さをそろえるように手掌中央を少しくぼませた手を作り，その片手または両手の手掌面を用いて軽快な音をさせながらたたく方法で，主として背部，胸部，腹部などの比較的広い平面などに使用する叩打である．

指頭叩打　片手または両手の指頭を用いてたたく方法で，主として頭部に使用する叩打である．

曲　手（きょくで）　叩打法と振せん法または叩打・揉捏・振せん・軽擦法などの多くの手技を組み合わせた，複合手技的基本手技である．通常，叩打の後に行われる．

車　手（くるまで）　四指頭を施術部位に当て，適度に手を移動させながら四指の指節間関節および中手指節関節を順次速やかに屈伸することで車を回すように施術部位に接触させる方法で，おもに肩背部，腰部，上肢，下肢の一部に使用する曲手である．

突　手（つきで）　四指頭を急激に施術部に突き当てると同時に，軽快な音をさせながら指節間関節を屈曲し，末節骨および中節骨の背面で施術部位を通常左右交互にたたく方法で，主として肩背部，時には頭部にも使用する曲手である．

挫　手（くじきで）　指頭を施術部位にやや強く当て，急激に指節間関節を屈伸する方法で，母指を用いるものを母指くじき，四指を用いるものを四指くじきと呼び，おもに肩部に腰部に使用する曲手である．

柳　手（やなぎで）　手部全体を弛緩させ，ちょうど柳の枝のようにしなやかにし，施術部位を左右交互に指頭で別々に速やかにたたく方法で，主として頭部に使用する曲手である．

横　手（よこで）　手部の主として小指側または母指側を施術部位にあて，これを前後に煽る（あお）ように動かしながら移動する方法で，軽擦・揉捏・振せん法をかね備えた特徴をもち，頸部，肩背部，頭部，上肢，下肢など広く全身の施術に使用する曲手である．別名：あおり手．

雷　手（かみなりで）　術者の左手を軽く握り，施術部に小指側を当て，その中に右手の示指を入れて振動させ，その振動を伝える方法で，おもに頭部に使用する曲手である．

指抜き　患者の指を施術者の示指と中指で前後にはさみ，患者の末節部へ向けて引き抜くように滑らせながら離し，軽快な音をたてる曲手である．

|運動法| 関節の構造に従い，生理的範囲内で主として他動的に動かす基本手技．通常一施術部位終了ごとに行う．運動方向は関節の種類によって異なり，基本的には最大可動域をめざして行う．関節の種類によって，屈曲・伸展，左右屈曲，左右回旋，AKA（エーケーエー）（関節運動学的アプローチ：関節包内運動の異常を治療する方法）を行う．

両手同時性
　　　　各手技を行う際，左右の手の動きがほぼ同じ動きを同期的に行う場合，この名がつけられる．例：両手同時性母指圧迫．

交番性　各手技を行う際，左右の手の動きは同様ではあるものの，それが左右で交互の順番で，かつ1つずつ行う場合，この名がつけられる．例：交番性母指圧迫．

補足事項

1 あん摩の施術は衣服を着た上から施術を行うことを原則としている.

　本書で解説しているプロトタイプAもあん摩の施術であり,着衣の上から施術を行うことを原則としている.

　しかしながら,解説を行う場合,衣服の上からでは目視による施術部位の詳細な特定が困難であり,多くの解説書がこの点で精細を欠いてきた.

　本書では,この問題を解決するため,まず裸体を用いて撮影を行い,それをもとに作図している.

2 あん摩の施術は皮膚が露出する部分を中心に,手ぬぐいを掛けて施術を行うことを原則としている.

　本書で解説しているプロトタイプAもあん摩の施術であり,手ぬぐいを掛けて施術を行うことを原則としている.

　しかしながら,解説を行う場合,手ぬぐいに隠されることで,目視による施術部位の詳細な特定が困難となる.

　本書では,この問題を解決するため,精細な部位特定が必要な箇所においては,あえて手ぬぐいを除いて作図することで目視しやすくしている.

　皮膚が露出している部分は,実際には手ぬぐいがかかっているものと思って見ていただきたい.

3 本書のプロトタイプAの解説においては,よりわかりやすい解説をめざして原則的に右側の図と,左側の解説文が,一対一で対応する構成をとっている.

　しかしながら,同一部位で目視による判別がつかない場合は,やむを得ず図を省略している.

　実際の施術では関連する図を参考にしていただきたい.

プロトタイプAとは

　あん摩は長い歴史のなかで多様に変化・発展をとげてきたため,さまざまな流派や方式が存在し,現代においても,その統一ははかられていない.ことにその術式においては,施術家の数ほど異なった術式がある,といわれるほどである.そのため,スタンダードなあん摩を学習しようとする初学者にとって,さまざまな困難を生じさせてきた.

　このプロトタイプAはそうした問題を解決するため,あん摩のもつ重要な要素を網羅しつつ,特殊なものやかたよったものを割愛して,最低限あん摩と呼べるぎりぎりのところまで術式をスリム化したエッセンスの集約である.

プロトタイプA(あん摩)の術式

I．側臥位

側臥位の基本姿勢

側臥位の基本姿勢とは，頸部が脊柱の延長線上で軽度前方屈曲位，体幹がベッドの長軸方向に水平位，下方上肢は肩関節約45°前方屈曲，肘関節脱力伸展位，前腕脱力回外位，手関節脱力中間位，手指脱力軽度屈曲位，下方下肢は股関節約75°屈曲，膝関節約90°屈曲位，足関節脱力軽度背屈位，足指脱力位で脊柱の延長線上やや後ろ，外果が床面に接触した姿勢をいう．

上方上肢は肩関節約45°前方屈曲，肘関節約90°屈曲位，前腕脱力回内位，手関節脱力中間位，手指脱力軽度伸展位でほぼ目の高さ，上方下肢は股関節0°，膝関節伸展位，足関節脱力軽度底屈位，足指脱力位で脊柱の延長線上，足底内側淵が床面に接触．

A．左側臥位

側臥位には諸説あるが，ここでは患者の左側を上にした側臥位を左側臥位とする．
側臥位では「1．頸肩部」「2．上肢」「3．腰部」「4．下肢」の4部に分けて解説を行う．

1．頸肩部

I-1-1）左側臥位の基本姿勢と立ち位置．

立ち位置	施術部位	手技
患者の背部を見るように，患者の背部に立つ． 患者との距離は，軽く手を伸ばして患者の左肩関節が両手で把握できる程度に取る． この時，施術者は前傾姿勢にならないよう注意する．		

18　第1部　プロトタイプA（あん摩）

I-1-2）手ぬぐいさばき

立ち位置	施術部位	手　技
		手ぬぐいを横に広げて，左後頸部から，左背部に向かってかける． （注）この時，患者の口や鼻を手ぬぐいでふさがないよう注意する．また，可能であれば耳はなるべく出るよう手ぬぐいを掛ける．

I-1-3）初期軽擦

立ち位置	施術部位	手　技
基本姿勢の位置から軽擦に合わせ，頭の高さや肩の高さを変えないようにしながら腰を患者の足先方向へ平行移動する．	①左後頸部から左半身の脊柱起立筋上を左腸骨稜に向かっての部位．	両手同時性手掌軽擦を1回行う．
	②左肩上部から左腸骨稜に向かって左脊柱起立筋上．	その後，施術側の左肩上部を両手で把握振せん後，左腸骨稜に向かって左脊柱起立筋上に両手同時性手掌軽擦を1回行う．

※軽擦回数は①と②で1回ずつ行う．本来軽擦は同一部位に2回以上行うことが原則であるが，プロトタイプAでは簡素化のため，1回ずつにしている．

I-1-4）手ぬぐいさばき

立ち位置	施術部位	手　技
患者の上背部．	腸骨稜まで軽擦終了後，手ぬぐいを頭頂部から肩上部に向かってかけなおす．	この際，右手で手ぬぐいの頭方端を持ち，左手は肩甲骨部で軽く浮かせて手ぬぐいを支え，右手で手ぬぐいを引き上げながら，左手の手掌側の下で手ぬぐいを滑らせる（手ぬぐいの下端が肩にかかる位置まで）．

I-1-5）立ち位置移動

立ち位置	施術部位	手　技
位置を患者の背部から頭部に移動する．		（足さばき） 　この時，左足に重心を残したまま右足でさし足，手ぬぐいをかけながら重心移動，次の四指揉捏までにぬき足を完了させる．

I．側臥位　19

I-1-6）側頭筋の四指揉捏

立ち位置	施術部位	手技
患者後頭部上方．	左側頭筋．	〔支え手：左手〕後頭部に置く． 〔揉み手：右手〕左側頭筋を四指揉捏する．四指揉捏は，輪状に目じり側から耳の上に向かって移動していく． 　本来，手ぬぐいをかけて行うが，部位を見やすくするため取り除いた図としている．

I-1-7）僧帽筋上部外縁から僧帽筋前縁にかけての母指揉捏

立ち位置	施術部位	手技
6）の四指揉捏の後半から徐々に移動し，患者頭部へ． 顔と体は患者の足尖方向に向き直っている．	①僧帽筋上部外縁を頸椎左側に沿って第7頸椎の高さまで．	〔支え手：右手〕さきほどまで四指揉捏していた右手は，そのまま前頭部で支え手となって，前頭部に置く． 〔揉み手：左手〕同時にさきほどまで支え手となっていた左手は，上項線部で揉み手となる．母指揉捏（横線状揉捏）． （注）僧帽筋の施術も手ぬぐいをかけて行う．
	②僧帽筋上部前縁を第7頸椎の高さから左肩峰まで．	前の動作から連続して手を交換し，左揉み手で母指揉捏を続けながら， 〔支え手：右手〕肩峰に移す． 〔揉み手：左手〕母指揉捏．

I-1-8）立ち位置移動

立ち位置	施術部位	手技
僧帽筋の母指揉捏が肩峰に近づいたら，施術を続けながら施術者の立ち位置を患者の頭部から背部に移動する．		（注）9）の胸鎖乳突筋四指揉捏も図のように手ぬぐいをかけて行うが，部位を見やすくするため，9）の図ではあえて取り除いて描いている．

I-1-9) 胸鎖乳突筋と，肩上部僧帽筋の四指揉捏

立ち位置	施術部位	手　技
	①胸鎖乳突筋.	〔支え手：左手〕後頸部に置く. 〔揉み手：右手〕四指揉捏.
この時，左足を左側へさし足として出しておく. この後，左足は，さらに左側へさし足し，手ぬぐいがけに備える.	②僧帽筋前縁を鎖骨から肩峰まで.	四指揉捏は続けながら， 〔支え手：左手〕肩峰に移す．支え手の移動は，右頸部から患者の背部を回って肩峰へ. 〔揉み手：右手〕四指揉捏.

I-1-10) 肩背部の手ぬぐいさばき

立ち位置	施術部位	手　技
患者腰部.		この時の左手は，9)-②の胸鎖乳突筋四指揉捏の支え手として肩峰にあったもので，この位置には，手ぬぐいの下端がきており（「4」手ぬぐいさばき」），それをその場でつかんで足方へ引っぱるが，右手は肩部に移してその場で軽く支えとする. 手ぬぐいの頭方端が第4頸椎の高さにくるまで引き下げる.

I-1-11) 左脊柱起立筋内縁の手根揉捏

立ち位置	施術部位	手　技
患者腰部. 施術までに右足のぬき足をすませ，顔と体は患者の頭の方へ向く.	左脊柱起立筋の内縁（第7頸椎から第5胸椎の高さまで）.	〔支え手：左手〕支え手の左手は，玉をのせるように丸く中央をくぼめ，小指球側のみを肩関節前面におく. 〔揉み手：右手〕手根輪状揉捏.

I-1-12) 脊柱起立筋外縁の手根揉捏

立ち位置	施術部位	手　技
患者腰部.	左脊柱起立筋の外縁（第7頸椎から第5胸椎の高さまで）.	〔支え手：左手〕肩関節前面に置く．支え手は，母指側で上からおさえるのではなく，小指球側で手前（患者にとっての後）に引く感じ. 〔揉み手：右手〕手根輪状揉捏.

I-1-13) 肩甲骨内側縁の手根揉捏

立ち位置	施術部位	手技
患者腰部.	肩甲骨内側縁を肩甲骨内上角から下角に向かう部位.	〔支え手：左手〕肩関節前面に置く. 〔揉み手：右手〕手根輪状揉捏. 小指球を肩甲骨の中へ押し込むような向きで圧を加えて揉捏する（内方から外方）.

I-1-14) 棘下窩部の手根揉捏

立ち位置	施術部位	手技
立ち位置は変らないが，施術者の頭の位置を低い位置から患者を見下すような高い位置に移動する.	棘下窩部. 肩甲骨内側縁から肩関節方向へ.	〔支え手：左手〕肩関節前面に置く. 〔揉み手：右手〕手根揉捏．揉捏部位を肩甲骨内側縁から肩関節方向へ移行していく.

I-1-15) 脊柱起立筋内縁の母指揉捏

立ち位置	施術部位	手技
右足を右へさし足し，重心移動して，患者の背部に立つ.	脊柱起立筋内縁（第7頸椎から第5胸椎の高さ）.	〔支え手：左手〕肩関節前面に置く. 〔揉み手：右手〕母指揉捏．揉みは横線状揉捏.

I-1-16) 脊柱起立筋外縁の母指揉捏

立ち位置	施術部位	手技
	①脊柱起立筋外縁（第7頸椎の高さから第5胸椎の高さ）.	〔支え手：左手〕肩関節前面に置く. 〔揉み手：右手〕母指揉捏．横線状揉捏.
	②第5胸椎から，次の肩甲骨内側縁の母指揉捏へのつなぎ手として，下角から肩峰を通って上角まで.	右手による手掌軽擦.

I-1-17) 肩甲骨内側縁の母指揉捏

立ち位置	施術部位	手　技
やや腰をしずめる．	肩甲骨内側縁（肩甲骨内上角から下角に向かう部位）を外側に向かって肩甲骨の前面に指を入れるような圧をかける．	〔支え手：左手〕肩関節前面に置く． 〔揉み手：右手〕母指揉捏．横線状揉捏． 　僧帽筋や菱形筋に対しては横線状であるが体幹からでは長軸方向になる．

I-1-18) 肩上部の四指揉捏

立ち位置	施術部位	手　技
	肩上部．	〔支え手：左手〕肩関節前面に置く． 〔揉み手：右手〕四指揉捏．この四指揉捏は次の左上肢を施術するための手つなぎであるので，揉み手の右手には手ぬぐいの頭方端があるように調整しておく．

I-1-19) 頸肩部から上肢へのつなぎ，手ぬぐいさばき

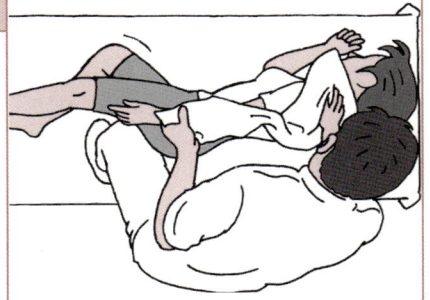

立ち位置	施術部位	手　技
18)の手技を行いながら，施術者の左足をベッドサイドに上げる． 　施術者の膝が患者の手掌の置き場となる． 　立ち位置は患者の腰部．	肩上部．	右手で肩関節の四指揉捏をしながら，施術者の左足をベッドサイドに上げ，患者の左手の置き場を作る． 　同じく四指揉捏をしながら手ぬぐいの頭方端を押さえて支点とし，左手で手ぬぐいの足方端をつかみ，患者の手関節部へ向かって手ぬぐいを上肢全体に上からかける． 　さらに，左手で患者の上肢を下からすくい上げ，あらかじめベッドサイドに上げて用意しておいた施術者の左膝蓋骨上部の上に患者の手掌を下にして握らせるように乗せる．

図は肩上部の四指揉捏をしながら患者の左上肢を，ベッドに上げた術者の左膝に乗せる直前の場面である．

これら一連の頸肩部から上肢へのつなぎは術間を空けずに施術を行いながら同時進行で滑らかに行う．

2．上 肢

I-2-1）上肢の軽擦

立ち位置	施術部位	手 技
ベッドへ施術者の左足を乗せた状態のまま，患者の腰部後面に右足で立つ.	左上肢帯および上肢全体.	上肢帯は肩関節部から前後とも正中方向への両手同時性手掌軽擦を行う．上肢全体へは，大結節から肩上部へ求心性にのぼり，そこから折り返して遠心性に，両手で上腕と前腕を前後に包み込むように把握しながら手指先までの両手同時性軽擦を1回行う．

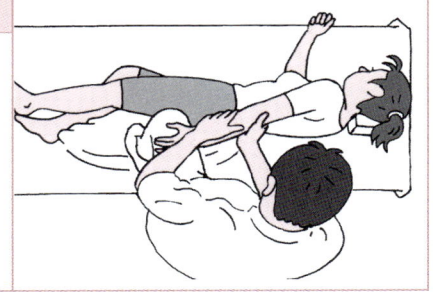

I-2-2）肩関節の両同時性手掌揉捏

立ち位置	施術部位	手 技
	左肩関節前面（大胸筋・小胸筋起始部）と，棘下窩部.	左手を肩関節前面（大胸筋・小胸筋起始部）に置き，右手は棘下窩部に置いて，両手掌で同時に揉捏する． この際，左右の手掌は自転車のペダルをふむように対極する位置で交互に入れ替わる回転運動をしながら，外側から正中方向へ渦巻き状に移行していく．

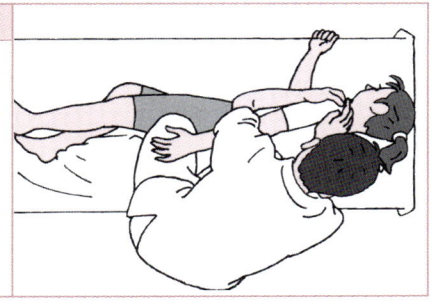

I-2-3）三角筋の把握揉捏

立ち位置	施術部位	手 技
	三角筋.	〔支え手：左手〕前腕前外側に置く． 〔揉み手：右手〕三角筋を把握揉捏する． 2）の手技と次の手技へのつなぎのため，母指側を後側，四指側を前側で把握する，いわゆる「逆手」で把握揉捏する．

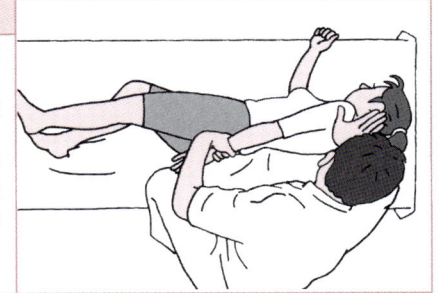

I-2-4）上腕部の手さばき（三角筋軽擦）

立ち位置	施術部位	手 技
	三角筋.	3）の三角筋把握揉捏から次の上腕三頭筋把握揉捏へ移る揉捏の後半から軽擦の最中にかけてベッドに上げた足を下ろす． 〔支え手：左手〕手関節部を下から支える． 〔揉み手：右手〕三角筋部を施術者の指先で時計回り（輪状）に軽擦しながら揉み手を右回りに回転し，次の上腕三頭筋把握揉捏の開始位置まで揉み手を移動する．

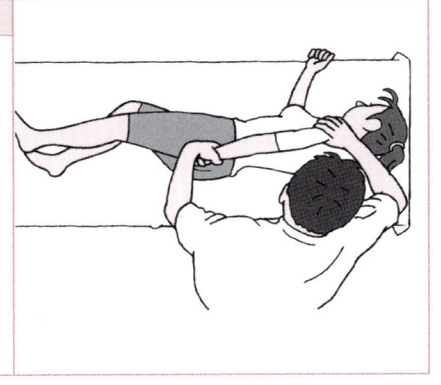

I-2-5）上腕三頭筋の把握揉捏

立ち位置	施術部位	手　技
	上腕三頭筋.	〔支え手：左手〕前腕前外側に置く. 〔揉み手：右手〕上腕三頭筋を把握揉捏.

I-2-6）上腕二頭筋の把握揉捏

立ち位置	施術部位	手　技
	上腕二頭筋.	〔支え手：右手〕肘頭下部から前腕移行部に置く. 〔揉み手：左手〕上腕二頭筋を把握揉捏する.

I-2-7）肘窩横紋の四指揉捏

立ち位置	施術部位	手　技
	肘窩横紋.	〔支え手：右手〕肘頭下部から前腕移行部に置く. 〔揉み手：左手〕肘窩横紋を内端側（尺側）から外端側（橈側）へもみ位置を移動しながら輪状で四指揉捏する.

I-2-8）腕橈骨筋の母指揉捏

立ち位置	施術部位	手　技
	腕橈骨筋.	〔支え手：左手〕手掌を下から支える. 〔揉み手：右手〕腕橈骨筋を母指揉捏する.

Ⅰ-2-9）前腕前面の把握揉捏

立ち位置	施術部位	手　技
	前腕前面.	〔支え手：右手〕手掌を下から支える. 〔揉み手：左手〕前腕前面を把握揉捏する.

Ⅰ-2-10）前腕後面の把握揉捏

立ち位置	施術部位	手　技
	前腕後面.	〔支え手：左手〕手掌を下から支える. 〔揉み手：右手〕前腕後面を把握揉捏する.

Ⅰ-2-11）手背骨間部の四指揉捏

立ち位置	施術部位	手　技
	手背骨間部.	〔支え手：左手〕手掌を下から支えたままとする. 〔揉み手：右手〕四指頭で手背骨間部を線状四指揉捏する.

Ⅰ-2-12）小指の二指把握圧迫

立ち位置	施術部位	手　技
	小指の前後面，左右面.	〔支え手：左手〕患者と軽く握手できる位置で支持する. 〔揉み手：右手〕示指と母指で患者小指前後面と左右面にそれぞれ指先まで二指把握圧迫を加える.

I-2-13） 小指の二指把握揉捏

立ち位置	施術部位	手　技
	小指の前後面，左右面．	〔支え手：左手〕患者と軽く握手できる位置で支持する． 〔揉み手：右手〕示指と母指で患者小指前後面と左右面にそれぞれ指先まで二指把握揉捏を行う．

I-2-14） 小指の曲手(きょくで)

立ち位置	施術部位	手　技
	小指．	曲手． 　支え手，揉み手とも，そのままの構えとし，右手で小指の指抜きを行う． 　指抜き：患者の指を施術者の示指と中指で前後にはさみ直し，患者の末節部へ向けて引き抜くように滑らせながら離し，軽快な音をたてる．

指抜き

　以下，薬指，中指，示指，母指の順で，2-12）から 2-14）で小指に行ったと同様の二指把握圧迫，二指把握揉捏，曲手（指抜き）を行うが，母指のときには左支え手を手根部に持ちかえ，下から支える（図省略）．

　　I-2-15） 薬指の二指把握圧迫
　　I-2-16） 薬指の二指把握揉捏
　　I-2-17） 薬指の曲手（指抜き）
　　I-2-18） 中指の二指把握圧迫
　　I-2-19） 中指の二指把握揉捏
　　I-2-20） 中指の曲手（指抜き）
　　I-2-21） 示指の二指把握圧迫
　　I-2-22） 示指の二指把握揉捏
　　I-2-23） 示指の曲手（指抜き）
　　I-2-24） 母指の二指把握圧迫（このとき，支え手を手根部に持ちかえる）
　　I-2-25） 母指の二指把握揉捏
　　I-2-26） 母指の曲手（指抜き）

Ⅰ-2-27）立ち位置移動

立ち位置	施術部位	手　技
患者の腰部あたりに移動し，腰を下げる．		左支え手で患者前腕を左回りに回内させ，やや肘関節を屈曲させると同時に施術者は患者の腰部あたりに立ち位置を移動し腰を下げる．

Ⅰ-2-28）手掌の交番性母指圧迫

立ち位置	施術部位	手　技
	手掌面を手関節側から指先側に向かって．	患者の小指と薬指の間に施術者左小指を挿し入れ，患者の母指と示指の間に施術者の右小指を挿し入れて，患者の手掌面を施術者の両母指で手関節側から指先側に向かって交番性母指圧迫を行う．

Ⅰ-2-29）立ち位置移動

立ち位置	施術部位	手　技
立ち上がりながら…		立ち上がりながら施術者の左手で患者の左手を回内位から回外位へ変え，その手と握手をするように握り，施術者の右手で患者の手関節の上方を下から握るように支える．

Ⅰ-2-30）手関節の運動法

立ち位置	施術部位	手　技
	手関節．	〔支え手：右手〕前腕前面下部を下から握る． 〔揉み手：左手〕軽く握手をする形で可動域内の手関節他動運動法（掌屈・背屈・橈屈・尺屈・右回し左回し）を行う．

I-2-31) 肘関節の運動法

立ち位置	施術部位	手技
	肘関節.	〔支え手：右手〕上腕後側下部を下からすくうように握る. 〔揉み手：左手〕前腕後側下部を握り，肘関節の運動法（屈伸を2回程度）を行う.

I-2-32) 立ち位置移動

立ち位置	施術部位	手技
前の肘関節運動法と次の33）肩関節の運動法の手技間に患者の背部方向へやや移動する.		

I-2-33) 肩関節の運動法

立ち位置	施術部位	手技
	肩関節.	〔支え手：右手〕肩関節上部. 〔揉み手：左手〕前腕下部で肩関節の運動法を行う.

（注意事項）
　肩関節運動法はいくつかの危険を伴う．患者が正常な場合でも可動域を超えた運動や，可動域内でも内旋時と外旋時の肩関節外転角度では異なることを理解しておかなければ危険である．また，関節運動制限のある疾患への配慮が必要である．これらが理解できていても施術場所が狭く，カーテン等が目前にあると，肩関節前方挙上時に患者の手部がそれらに接触してしまう危険があるので十分注意する．総合して過度な刺激量にならないよう十分注意する．

Ⅰ．側臥位　29

Ⅰ-2-34） 立ち位置移動

立ち位置	施術部位	手　技
施術者の左足をベッドサイドに乗せる．左足底をベッド面につけ，膝蓋骨に患者手掌のくぼみがおさまるように足底の位置をスライドさせ，また大腿の回内（倒し込み）によって，次の35）叩打法の施術位置の高さを自由に調節する．		左足をベッドサイドに上げ，施術者の左膝蓋骨上に，運動法終了後の患者上肢を運び，その手掌を乗せる．

Ⅰ-2-35） 叩打法（環状叩打）

立ち位置	施術部位	手　技
	上腕上部から手関節にかけての部位．	上腕上部から手関節にかけて環状叩打を行う．

Ⅰ-2-36） 軽擦（両手同時性手掌軽擦）

立ち位置	施術部位	手　技
最終回の軽擦が手部の近くにまできた時に施術者の左足は床の上に戻す．	上肢帯から手部にかけての部位．	両手同時性手掌軽擦を行う．

Ⅰ-2-37） 運動法・牽引振せん

立ち位置	施術部位	手　技
	上肢．	患者の手関節部を両手掌で把握して牽引振せんを行う．

I-2-38) 立ち位置移動

立ち位置	施術部位	手　技
	上肢. 腰部.	牽引振せん後，患者上肢を患者前方へ投げるように離し，瞬時に施術者左手で受け取り，左手で患者の手部を顔の高さのベッドサイドに緩やかに置くと同時に，施術者は右手で腰部の軽擦を開始する． 　このとき手ぬぐいが患者の手の下敷きにならないように気をつける．

I-2-39) 手ぬぐいさばき

立ち位置	施術部位	手　技
		患者の手部にある手ぬぐいの端を左手でつかみ，肩部にある反対側の端を右手でつかんでその肩部を支点として，手ぬぐいをつかんだ左手を腰部に移し，手ぬぐいをかける．

3．腰　部

I-3-1）軽擦（両手同時性手掌軽擦）

立ち位置	施術部位	手　技
	腰部（第1腰椎の高さから腸骨稜を越えたところまで）．	1回目は右手のみで手掌軽擦を行い，2回目は両手で両手同時性手掌軽擦を行う．

I-3-2）脊柱起立筋内縁の手根揉捏

立ち位置	施術部位	手　技
	脊柱起立筋の内縁を第1腰椎から仙骨上縁の高さまで．	〔支え手：左手〕上前腸骨棘に置く． 〔揉み手：右手〕手根揉捏を行う．

I-3-3）脊柱起立筋筋腹の手根揉捏

立ち位置	施術部位	手　技
	脊柱起立筋筋腹を第1腰椎から仙骨上縁の高さまで．	〔支え手：左手〕上前腸骨棘に置く． 〔揉み手：右手〕手根揉捏を行う．

I-3-4）脊柱起立筋内縁の母指揉捏

立ち位置	施術部位	手　技
	脊柱起立筋内縁を第1腰椎から仙骨上縁の高さまで．	〔支え手：左手〕上前腸骨棘に置く． 〔揉み手：右手〕母指揉捏する．

I-3-5) 脊柱起立筋筋腹の母指揉捏

立ち位置	施術部位	手　技
	脊柱起立筋筋腹を第1腰椎から仙骨上縁の高さまで.	〔支え手：左手〕上前腸骨棘に置く. 〔揉み手：右手〕脊柱起立筋筋腹を母指揉捏する.

I-3-6) 腸骨稜上縁の母指揉捏

立ち位置	施術部位	手　技
	腸骨稜上縁（仙骨部から上前腸骨棘に向けて）.	〔支え手：左手〕上前腸骨棘に置く. 〔揉み手：右手〕母指揉捏する.

I-3-7) 軽擦（腰部の両手同時性手掌軽擦）

立ち位置	施術部位	手　技
	腰部（第1腰椎から腸骨稜までとする）.	両手同時性手掌軽擦を行う.

4. 下　肢

Ⅰ-4-1）軽擦（下肢の両手同時性手掌軽擦）

立ち位置	施術部位	手　技
	下肢（腸骨稜から足趾まで）.	下肢両手同時性手掌軽擦を行う.

Ⅰ-4-2）中殿筋の手根揉捏

立ち位置	施術部位	手　技
	中殿筋（腸骨稜上縁側から大転子に向けて）.	〔支え手：左手〕上前腸骨棘前方に置く. 〔揉み手：右手〕中殿筋を手根揉捏する.

Ⅰ-4-3）殿部の手根揉捏

立ち位置	施術部位	手　技
	殿部 （大転子→腸骨稜沿い→仙骨上縁部→仙骨外縁を下行→殿溝→大転子下部）.	〔支え手：左手〕上前腸骨棘前方に置く. 〔揉み手：右手〕殿部を手根揉捏する. 　このときの殿部の揉捏は，大転子から腸骨稜沿いに仙骨上縁部まで行い，仙骨外縁に沿って下行し，殿溝に沿って外側に行き，大転子下部に戻る.

Ⅰ-4-4）立ち位置移動

立ち位置	施術部位	手　技
前の3）の施術を続けながら，やや左足を後ろに引きながら，両つま先に体重を移動させて左回りで体を回旋させながら，次の施術に移行していく.	殿部，大腿前面.	立ち位置を移しながら，殿部の手根揉捏の延長として大転子を越え，次第に手掌揉捏に変えて，次の5）の大腿前面の手掌揉捏へと移行する.

I-4-5) 大腿前面の手掌揉捏

立ち位置	施術部位	手　技
	大腿前面（大腿前面上縁から膝蓋骨上縁まで膝蓋骨へ向けて）．	〔支え手：左手〕大腿後面に置く． 〔揉み手：右手〕大腿前面を手掌揉捏する．

I-4-6) 大腿後面の手掌揉捏

立ち位置	施術部位	手　技
	大腿後面（殿溝から膝窩に向け）．	〔支え手：右手〕大腿前面に置く． 〔揉み手：左手〕大腿後面に手掌揉捏を行う．

I-4-7) 大腿外側の手掌揉捏

立ち位置	施術部位	手　技
	大腿外側（大転子下縁から外側側副靱帯まで）．	〔支え手：左手〕膝関節外側に置く． 〔揉み手：右手〕大腿外側を手掌揉捏する．

I-4-8) 大腿後面の母指圧迫

立ち位置	施術部位	手　技
	大腿後面（殿溝中央から膝窩横紋中央に向けて）．	〔支え手：右手〕四指大腿前面下部に置く． 〔揉み手：左手〕大腿後面の母指圧迫を行う． 　圧迫時には圧迫部位に相当する高さの大腿前面に支え手は位置し，圧を受けるようにする．

Ⅰ-4-9）膝関節後面の母指持続圧迫

立ち位置	施術部位	手　技
	膝関節後面.	〔支え手：右手〕四指を膝蓋骨前面に置く. 〔揉み手：左手〕膝関節後面中央を右母指の上に左母指を重ね，母指で持続圧迫する.

Ⅰ-4-10）膝蓋骨の把握揉捏

立ち位置	施術部位	手　技
施術者は患者の足側を向き，左足を前に右足を後ろにする.	膝蓋骨.	〔支え手：左手〕四指を膝窩に置く. 〔揉み手：右手〕膝蓋骨を包み込むようにして把握揉捏を行う.

Ⅰ-4-11）立ち位置移動

立ち位置	施術部位	手　技
つま先に加重移動しながら，やや踵を浮かせて両つま先を軸に右回りに体幹をまわして患者の頭側を向き，次の膝窩の四指揉捏に移る.	膝窩.	この時，同時に揉み手である右手は，手根部を軸に指先が円弧を描くように右回りしながら，大腿外側下部を越えて，中指先端が膝窩横紋内端に至るように手をさばく.

Ⅰ-4-12）膝窩の四指揉捏

立ち位置	施術部位	手　技
患者の足側，ベッドの底辺.	膝窩.	〔支え手：左手〕膝蓋骨に置く. 〔揉み手：右手〕膝窩の四指揉捏を行う.

I-4-13) 前脛骨筋の母指揉捏

立ち位置	施術部位	手　技
	前脛骨筋（腓骨頭の高さの前脛骨筋筋腹から足関節まで）．	〔支え手：左手〕前方側から内果を守るように包み，下から支え，手背をベッドに付ける． 〔揉み手：右手〕前脛骨筋の母指揉捏を行う．

I-4-14) 下腿三頭筋の把握揉捏

立ち位置	施術部位	手　技
	下腿三頭筋（膝窩から，アキレス腱に向けて7～8点）．	〔支え手：左手〕内果を包むように下からすくい上げ，ベッドから握りこぶし1個程度の高さだけ足関節部を持ち上げ支持する． 〔揉み手：右手〕下腿三頭筋の把握揉捏を行う．

I-4-15) 下腿後面の四指揉捏

立ち位置	施術部位	手　技
	下腿後面（膝窩からアキレス腱に向けて7～8点）．	〔支え手：左手〕内果を守るように包み，下から支え，手背をベッドに付ける． 〔揉み手：右手〕下腿後面の四指揉捏を行う．

I-4-16) 足関節の四指揉捏

立ち位置	施術部位	手　技
	足関節．	〔支え手：右手〕踵骨を下からすくう． 〔揉み手：左手〕足関節の四指揉捏を行う．

Ⅰ-4-17） 立ち位置移動

立ち位置	施術部位	手　技
次の 18）「足背骨間部の四指揉捏」への移行時には，施術者の体幹をやや右回りで，患者の後方に向けると同時に膝を屈して体を下げ，患者の足部が胸の前あたりにくるようにする．		

Ⅰ-4-18） 足背骨間部の四指揉捏

立ち位置	施術部位	手　技
	足背骨間部（中足骨基底部の高さから中足指節関節の高さまで）．	〔支え手：右手〕踵部前方に手根を，アキレス腱部に中指を移動させ，踵骨を包むようにすくう． 〔揉み手：左手〕足背骨間部を四指揉捏する．

Ⅰ-4-19） 第 5 趾の二指圧迫

立ち位置	施術部位	手　技
	第 5 趾．	〔支え手：左手〕足の母指球（脛側球）を包み込むように支持しながら四指を伸ばして，足の小指球（腓側球）に当たるように持つ． 〔揉み手：右手〕第 5 趾を二指圧迫する．

Ⅰ-4-20） 第 4 趾の二指圧迫

立ち位置	施術部位	手　技
	第 4 趾．	〔支え手：左手〕足の母指球（脛側球）に当たるように持つ． 〔揉み手：右手〕第 4 趾を二指圧迫する．

I-4-21) 第3趾の二指圧迫

立ち位置	施術部位	手　技
	第3趾.	〔支え手：左手〕足の母指球（脛側球）を包み込むように支持しながら四指を伸ばして足の小指球（腓側球）に当たるように持つ. 〔揉み手：右手〕第3趾を二指圧迫する.

I-4-22) 第2趾の二指圧迫

立ち位置	施術部位	手　技
	第2趾.	〔支え手：左手〕足の母指球（脛側球）を包み込むように支持しながら四指を伸ばして足の小指球（腓側球）に当たるように持つ. 〔揉み手：右手〕第2趾を二指圧迫する.

I-4-23) 第1趾の二指圧迫

立ち位置	施術部位	手　技
	第1趾.	〔支え手：左手〕足の母指球（脛側球）を包み込むように支持しながら四指を伸ばして足の小指球（腓側球）に当たるように持つ. 〔揉み手：右手〕第1趾を二指圧迫する.

I-4-24) 手さばき

立ち位置	施術部位	手　技
		第1趾の二指圧迫終了後，支え手〈左〉を滑らすように足関節方向に移動させて足背内側で止めると同時に，揉み手〈右〉は患者の足部を上から円弧を描いて越えるように移動して踵前方に母指が当たるように置く.

Ⅰ．側臥位　39

Ⅰ-4-25）立ち位置

立ち位置	施術部位	手　技
足底の母指圧迫に移行する瞬間，低くしていた施術者の姿勢を起立位に戻すと同時に体幹をやや左にひねって患者の足底を見るような方向に向け，施術者の右足を患者の頭方向に半歩さし足する．		

Ⅰ-4-26）足底の母指圧迫

立ち位置	施術部位	手　技
	足底． ①踵骨下端前縁部から第3趾中足指節関節まで ②同部から第1趾中足指節関節まで ③同部から第5趾中足指節関節まで	〔支え手：左手〕足背内側で母指に対向するよう支持する． 〔揉み手：右手〕足底の母指圧迫．

Ⅰ-4-27）叩打法

立ち位置	施術部位	手　技
	足底中央．	〔支え手：左手〕足背部で支える． 〔揉み手：右手〕足底中央を中心に拳打を行う．

Ⅰ-4-28）運動法

立ち位置	施術部位	手　技
	足趾, 足関節, 膝関節.	足趾, 足関節, 膝関節の運動法および牽引振せん. 運動法. ①足趾全指をまとめて背屈・底屈. ②足関節の屈曲・伸展・回転運動. ③膝関節の屈曲・伸展. ④足背を施術者の右腰に固定し, 施術者の左手で膝を持ち, 右手で患者の腰を固定したうえで大腿前面の伸展運動. ⑤足関節部を持ってベッド下方へ移動し, 体軸方向下方に向けての牽引振せん. ⑥振せん後牽引して突然手を離し, すばやく支えてベッドに落ちないように支持し, ゆっくりベッドに下す. 　これを一連の流れとし, とどこおりなく行う.

③膝関節の運動法

Ⅰ-4-29）軽擦（下肢の両手同時性手掌軽擦）

立ち位置	施術部位	手　技
	下肢（腸骨稜から足趾まで）.	腸骨稜から足趾まで下肢の両手同時性手掌軽擦を行う.

B．右側臥位

　右側臥位とは患者の右側を上にした側臥位のことである.
　側臥位では「1　頸肩部」「2　上肢」「3　腰部」「4　下肢」の4部に分け, 右側臥位は左側臥位に準じて行うが, 紙数の都合で図解を省略した.「A．左側臥位」の項の「左」を「右」に,「右」を「左」に読みかえて行っていただきたい.

Ⅱ. 腹臥位

Ⅱ-5-1） 腹臥位の基本姿勢と立ち位置

立ち位置	施術部位
患者の頭部側に患者の方向を向いて立つ．患者との距離は，両手を重ねて軽く伸ばした位置が患者の大後頭隆起の高さにくる位置に立つ．	

Ⅱ-5-2） 手ぬぐいさばき

立ち位置	施術部位	手　技
		手ぬぐいを両方の肩部にかかるよう，横にしてかける． 注）手ぬぐいは手前側から向こう側へ向かってかける「さしがけ」にする．

Ⅱ-5-3） 肩上部の両手同時性手掌軽擦

立ち位置	施術部位	手　技
	肩上部を第7頸椎から肩峰に向かう部位．	肩上部を両手同時性手掌軽擦を行う．

Ⅱ-5-4）肩上部の手根揉捏

立ち位置	施術部位	手技
	①左肩上部の第7頸椎から肩峰に向かう部位．	〔支え手：左手〕右肩上部に置く． 〔揉み手：右手〕左の第7頸椎から肩峰に向かって手根揉捏を行う．
	②右肩上部の第7頸椎から肩峰に向かう部位．	〔支え手：右手〕左肩上部に置く． 〔揉み手：左手〕右の第7頸椎から肩峰に向かって手根揉捏を行う．

①の図

Ⅱ-5-5）肩甲間部の手根揉捏

立ち位置	施術部位	手技
	①左肩甲間部の第7頸椎から第5胸椎までの部位．	〔支え手：左手〕右肩甲骨の上に置く． 〔揉み手：右手〕左肩甲間部の手根揉捏を行う． 　このときの手根揉捏の高さは，第7頸椎から第5胸椎までとする．
	②右肩甲間部の第7頸椎から第5胸椎までの部位．	〔支え手：右手〕左肩甲骨の上に置く． 〔揉み手：左手〕右肩甲間部を手根揉捏する． 　このときの手根揉捏の高さは，第7頸椎から第5胸椎までとする．

①の図

Ⅱ-5-6）棘下窩の四指揉捏

立ち位置	施術部位	手技
	①左棘下窩（肩甲骨下角から肩峰まで）．	〔支え手：左手〕右肩甲骨上に置く． 〔揉み手：右手〕左棘下窩の四指揉捏を行う． 　このときの四指揉捏の高さは，肩甲骨下角から肩峰までとする．
	②右棘下窩（肩甲骨下角から肩峰まで）．	〔支え手：右手〕左肩甲骨上に置く． 〔揉み手：左手〕右棘下窩を四指揉捏する． 　このときの四指揉捏の高さは，肩甲骨下角から肩峰までとする．

①の図

Ⅱ．腹臥位

Ⅱ-5-7) 肩上部の両手同時性手掌把握揉捏

立ち位置	施術部位	手 技
	肩上部.	肩上部を両手同時性手掌把握揉捏する.
この後，そのまま両足を開き，次の8) 上腕の両手同時性手掌把握揉捏へとつなげる.		

Ⅱ-5-8) 上腕の両手同時性手掌把握揉捏

立ち位置	施術部位	手 技
	上腕を肩関節から肘関節まで.	上腕を両手同時性手掌把握揉捏する.

Ⅱ-5-9) 肩上部の母指揉捏

立ち位置	施術部位	手 技
	①左肩上部を第7頸椎から肩峰まで.	〔支え手：左手〕右肩甲骨上に置く. 〔揉み手：右手〕左肩上部の母指揉捏を行う.
	②右肩上部を第7頸椎から肩峰まで.	〔支え手：右手〕左肩甲骨上に置く. 〔揉み手：左手〕右肩上部を母指揉捏する.

①の図

Ⅱ-5-10) 肩上部の交番性母指圧迫

立ち位置	施術部位	手 技
	肩上部を第7頸椎から肩峰まで.	両手で，左右の肩上部を交番性に母指圧迫する.

II-5-11) 肩甲間部の交番性母指圧迫

立ち位置	施術部位	手技
	肩甲間部を第7頸椎から第5胸椎の高さまで.	両手で，左右の肩甲間部を交番性に母指圧迫する．これを2〜3回繰り返す．

II-5-12) 肩上部の両手同時性手掌軽擦

立ち位置	施術部位	手技
	肩上部を第7頸椎から肩峰に向かう部位.	4）と同様肩上部を両手同時性手掌軽擦する．

II-5-13) 立ち位置移動

立ち位置	施術部位	手技
①肩上部手掌軽擦の後半から，徐々に施術者の右足を患者の左側にさし足し，方向転換の準備を行う． 肩上部の手掌軽擦終了直前に右さし足に加重移動しながら体幹部を右回転し，患者の頭方向に向き直る． ②肩上部の手掌軽擦の最後は向き直った位置で今までとは手が左右入れ替わった状態で行う．	肩上部.	肩上部を両手同時性手掌軽擦する．

Ⅱ．腹臥位　45

Ⅱ-5-14) 肩上部から腸骨稜までの両手同時性手掌軽擦

立ち位置	施術部位	手　技
	肩上部から腸骨稜まで．	両手で，肩上部から腸骨稜の高さまで同時に手掌軽擦を行う．

Ⅱ-5-15) 脊柱起立筋筋腹の手根揉捏

立ち位置	施術部位	手　技
	①左脊柱起立筋筋腹（第7頸椎から第5腰椎の高さまでとする）．	〔支え手：右手〕右肩甲骨上に置く． 〔揉み手：左手〕左脊柱起立筋筋腹の手根揉捏を行う．
	②右脊柱起立筋筋腹（第7頸椎から第5腰椎の高さまでとする）．	〔支え手：左手〕左肩甲骨上に置く． 〔揉み手：右手〕右脊柱起立筋筋腹を手根揉捏する．

②の図

Ⅱ-5-16) 脊柱起立筋筋腹の両手同時性母指圧迫

立ち位置	施術部位	手　技
ベッドに上がる． 　右膝を患者左体側につけ，左足を立てる．	脊柱起立筋筋腹（第7頸椎から第5腰椎の高さまでとする）．	両手で左右の脊柱起立筋筋腹を，同時に鉛直方向に母指圧迫する．

Ⅱ-5-17) 棘突起直側の母指揉捏

立ち位置	施術部位	手　技
	①棘突起左直側（第7頸椎から第5腰椎までとする）．	〔支え手：右手〕右肩甲骨上に置く． 〔揉み手：左手〕棘突起左直側の母指揉捏を行う．
	②棘突起右直側（第7頸椎から第5腰椎までとする）．	〔支え手：左手〕左肩甲骨上に置く． 〔揉み手：右手〕棘突起右直側を母指揉捏する．

②の図

II-5-18) 脊柱起立筋内縁の母指揉捏

立ち位置	施術部位	手　技	
	①左脊柱起立筋内縁（第7頸椎から第5腰椎までとする）．	〔支え手：右手〕右肩甲骨上に置く． 〔揉み手：左手〕左脊柱起立筋内縁の母指揉捏を行う．	
	②右脊柱起立筋内縁（第7頸椎から第5腰椎までとする）．	〔支え手：左手〕左肩甲骨上に置く． 〔揉み手：右手〕右脊柱起立筋内縁を母指揉捏する．	②の図

II-5-19) 脊柱起立筋筋腹の母指揉捏

立ち位置	施術部位	手　技	
	①左脊柱起立筋筋腹（第7頸椎から第5腰椎までとする）．	〔支え手：右手〕右肩甲骨上に置く． 〔揉み手：左手〕左脊柱起立筋筋腹の母指揉捏を行う．	
	②右脊柱起立筋筋腹（第7頸椎から第5腰椎までとする）．	〔支え手：左手〕左肩甲骨上に置く． 〔揉み手：右手〕右脊柱起立筋筋腹を母指揉捏する．	②の図

II-5-20) 脊柱起立筋外縁の母指揉捏

立ち位置	施術部位	手　技	
	①左脊柱起立筋外縁（第7頸椎から第5腰椎までとする）．	〔支え手：右手〕右肩甲骨上に置く． 〔揉み手：左手〕左脊柱起立筋外縁の母指揉捏を行う．	
	②右脊柱起立筋外縁（第7頸椎から第5腰椎までとする）．	〔支え手：左手〕左肩甲骨上に置く． 〔揉み手：右手〕右脊柱起立筋外縁を母指揉捏する．	②の図

Ⅱ-5-21) 肩甲骨内側縁の母指揉捏

立ち位置	施術部位	手技
	①左肩甲骨内側縁（肩甲骨内上角から肩甲骨内側縁を下角に向かう部位）.	〔支え手：右手〕右肩甲骨上に置く. 〔揉み手：左手〕左肩甲骨内側縁の母指揉捏を行う.
	②右肩甲骨内側縁（肩甲骨内上角から肩甲骨内側縁を下角に向かう部位）.	〔支え手：左手〕左肩甲骨上に置く. 〔揉み手：右手〕右肩甲骨内側縁を母指揉捏する.

②の図

Ⅱ-5-22) 肩上部から腸骨稜までの両手同時性手掌軽擦

立ち位置	施術部位	手技
	肩上部から腸骨稜まで.	肩上部をいったん軽く把握してから，肩上部から腸骨稜まで両手同時性手掌軽擦を行う.

Ⅱ-5-23) 立ち位置の移動

立ち位置	施術部位	手技
患者の左腰部付近の位置から，やや下がって大腿部の高さまで移動する.		

Ⅱ-5-24) 殿部から足趾までの両手同時性手掌軽擦

立ち位置	施術部位	手技
さらに足底まで下がって，ベッドの下方角付近に移動する.	殿部．大腿後面，下腿後面を通って足趾まで.	両手掌で，殿部に外巻き円を描きながら2周ほど軽擦後，足底に向かって大腿後面，下腿後面を通って足趾まで両手同時性手掌軽擦を行う.

Ⅱ-5-25）下肢の両手同時性手掌揉捏

立ち位置	施術部位	手　技
	殿部，大腿後面，下腿後面．	殿部から始まり，大腿後面，下腿後面を両手同時性手掌揉捏する．このとき膝窩中央で1回母指圧迫を行う．

Ⅱ-5-26）足底の両手同時性母指圧迫

立ち位置	施術部位	手　技
ベッド下方中央に移動する．	足底中央．	両手で，左右足底中央の母指圧迫を行う．

Ⅱ-5-27）殿部から足趾までの両手同時性手掌軽擦

立ち位置	施術部位	手　技
ベッド下方角に移動．	殿部，大腿後面から下腿後面，足趾まで．	両手掌で，殿部に外巻き円を描きながら2周ほど軽擦後，足底に向かって大腿後面，下腿後面を通って足趾まで両手同時性手掌軽擦を行う．

Ⅱ-5-28） 運動法・牽引振せん

立ち位置	施術部位	手 技
立ち位置は運動法に入ると，めまぐるしく移動する．	①足指・足関節・膝関節・股関節．	足指・足関節・膝関節・股関節の運動法を行う．
	②下肢全体．	両側の各関節の運動法施術後，両足背部を両手で下から把握し，下方へ向かって牽引振せんを行う． 運動法：足趾全指をまとめての屈曲・伸展，足関節の屈曲・伸展，回転運動．これら運動法を左足，右足の順で行う．次に膝関節屈曲・伸展を左足，右足の順で行う．この後左右の足をクロスさせて右上，左上の順に屈曲・伸展を行う．ここまでベッドの下辺の位置にいる． 次にベッドに上がり，大腿前面の伸展運動として患者の腰部を固定し，膝を持って引き上げる操作を左足，右足の順で行う． ベッドの上で立ち上がり，患者の両リスフラン（足根中足）関節部を左右それぞれ下からにぎり，持ち上げ，膝がベッドから離れたら，両下肢全体を左右にゆすっての腰の運動法を行う． 牽引振せん：次にベッドから降り，膝が少し浮く位まで持ち上げ，牽引振せんを行う．

大腿前面の伸展運動
（ベッドに上がる）

（ベッドから降りて行う）

Ⅲ．仰臥位

Ⅲ-6-1） 仰臥位の基本姿勢と立ち位置

立ち位置	施術部位	手　技
施術者は患者右側膝関節部の高さに患者の頭方向を向いて立つ．		

Ⅲ-6-2） 骨盤外側から下肢前面の両手同時性手掌軽擦

立ち位置	施術部位	手　技
	骨盤部外側，大腿前面，下腿前面，足背，足趾．	骨盤部外側から大腿前面，下腿前面，足背，足趾にかけて，両手同時性手掌軽擦を行う．

Ⅲ-6-3） 殿部から大腿前面の両手同時性手掌揉捏

立ち位置	施術部位	手　技
	左右の殿部，大腿前面．	左右の殿部から大腿前面にかけて，両手同時性手掌揉捏を行う．

Ⅲ-6-4） 立ち位置移動

立ち位置	施術部位	手　技
揉み位置が膝蓋骨に近づいてきたら，左足を患者の足部方向である施術者の後方へさし足し，加重移動してやや後方に下がり，ベッドに上がれる体制を整える．		

Ⅲ-6-5） 内転筋群の手根揉捏

立ち位置	施術部位	手　技
①施術者はベッドに上がり，患者の膝関節を屈曲し，患者の足関節前面を施術者の左膝で固定して，下方にずれないように施術を行う．	左足内転筋群．	〔支え手：右手〕左膝蓋骨の上に置く． 〔揉み手：左手〕左内転筋群の手根揉捏を行う．
②この時も施術者は，患者の膝関節を屈曲し患者の足関節前面を施術者の右膝で固定して下方にずれないように施術する．	右足内転筋群．	〔支え手：左手〕右膝蓋骨の上に置く． 〔揉み手：右手〕右内転筋群を手根揉捏を行う．

Ⅲ-6-6） 立ち位置移動

立ち位置	施術部位	手　技
内転筋群の手根揉捏終了時，患者の下肢を伸展させながら施術者はベッドから降り，患者の右足関節部の高さに立つ．		ベッドから降りながら下肢を伸展させる．

Ⅲ-6-7） 膝蓋骨の両手同時性手掌揉捏

立ち位置	施術部位	手　技
	膝蓋骨．	左右の膝蓋骨に両手同時性手掌揉捏を行う．

Ⅲ-6-8) 前脛骨筋の両手同時性手根揉捏

立ち位置	施術部位	手　技
	前脛骨筋.	両手で，左右の前脛骨筋を手根揉捏する． 足関節部まできたら，続けて両手同時性把握揉捏に移行する．

Ⅲ-6-9) 足関節部の両手同時性把握揉捏

立ち位置	施術部位	手　技
	足関節部.	両手で，左右の足関節部に手根で把握揉捏を行う．

Ⅲ-6-10) 運動法

立ち位置	施術部位	手　技
	足趾，足関節，膝関節.	足趾および足関節，膝関節の運動法および牽引振せんを行う． 運動法：足関節までは以前同様片足ずつ，膝関節と股関節は同時に屈曲・伸展を行い，その後，リスフラン（足根中足）関節をもって，腰が浮くまで持ち上げ，左右にゆする．次にベッドから降りて，牽引振せんを行う．

Ⅳ. 坐 位

Ⅳ-7-1) 坐位の基本姿勢と立ち位置

立ち位置	施術部位	手　技
患者を椅子に座らせ，施術者はその後方に立つ． 　患者との距離は，両手を軽く伸ばした位置で，患者の両肩上部に両手が乗る程度の距離とする．		

Ⅳ-7-2) 手ぬぐいさばき

立ち位置	施術部位	手　技
		患者の頭部に頭巾かぶりをさせる． 　手ぬぐい前端を内側に1〜2cm折り込み，患者の眉にかからないようにかぶせる．

Ⅳ-7-3) 頭頂部から肩峰への両手同時性手掌軽擦

立ち位置	施術部位	手　技
	頭頂部から肩峰への部位．	頭頂部から肩峰に向かって，両手同時性手掌軽擦を行う．

Ⅳ-7-4) 側頭筋の四指揉捏

立ち位置	施術部位	手　技
	①左側の側頭筋．	〔支え手：右手〕右側の側頭筋部に置く． 〔揉み手：左手〕左側の側頭筋の四指揉捏を行う．
	②右側の側頭筋．	〔支え手：左手〕左側の側頭筋部に置く． 〔揉み手：右手〕右側の側頭筋を四指揉捏する．

①の図

Ⅳ-7-5) 上項線の母指圧迫

立ち位置	施術部位	手　技	
	①左側上項線．外後頭隆起の左側から右乳様突起へ．	〔支え手：右手〕小指球を右側の前頭部前髪際に置く． 〔揉み手：左手〕左側上項線の母指圧迫を行う．	
	②右側上項線．外後頭隆起の右側から左乳様突起へ向けて．	〔支え手：左手〕小指球を左側の前頭部前髪際に置く． 〔揉み手：右手〕右側上項線を母指圧迫する．	①の図

Ⅳ-7-6) 頸部の母指揉捏

立ち位置	施術部位	手　技	
	①左側頸部僧帽筋部を第7頸椎の高さまで．	〔支え手：左手〕前頭部中央前髪際に置く． 〔揉み手：右手〕左側頸部僧帽筋部の母指揉捏を行う．	
	②右側頸部僧帽筋部を第7頸椎の高さまで．	〔支え手：右手〕前頭部中央，前頭部前髪際に置く． 〔揉み手：左手〕右側頸部僧帽筋部を母指揉捏する．	①の図

Ⅳ-7-7) 頸部の四指揉捏

立ち位置	施術部位	手　技	
	①左側の側頭部．	〔支え手：右手〕右側の側頭部に置く． 〔揉み手：左手〕左側頸部の四指揉捏を行う．	
	②右側の側頭部．	〔支え手：左手〕左側の側頭部に置く． 〔揉み手：右手〕右側頸部の四指揉捏を行う．	①の図

Ⅳ-7-8）肩上部から上肢，背部の両手同時性手掌軽擦

立ち位置	施術部位	手　技
	①肩上部から上肢． ②背部（第1腰椎の高さまでとする）．	肩上部から上肢の両手同時性手掌軽擦を行い，続けて背部の両手同時性手掌軽擦を行う．

Ⅳ-7-9）肩上部の母指揉捏

立ち位置	施術部位	手　技
	左右肩上部各線（第1線，第2線，第3線）．	左右肩上部各線の母指揉捏を片側ずつ行う．

Ⅳ-7-10）上背部の交番性母指圧迫

立ち位置	施術部位	手　技
	①第7頸椎棘突起直側から第5胸椎付近まで． ②第7頸椎棘突起外方から肩甲骨内上角まで．	それぞれに交番性母指圧迫を行う．

Ⅳ-7-11）肩上部から上肢，背部の両手同時性手掌軽擦

立ち位置	施術部位	手　技
	①肩上部から上肢． ②背部（第1腰椎の高さまで）．	それぞれに両手同時性手掌軽擦を行う．

IV-7-12) 肩上部, 背部の叩打法

立ち位置	施術部位	手技
	①肩上部. ②背部（第5胸椎の高さまで）.	合掌打, 切打, 拳打をとりまぜて行う.

IV-7-13) 曲手

立ち位置	施術部位	手技
	①肩上部. ②背部（第5胸椎の高さまで）.	横手（あおり手）手を行う.

IV-7-14) 肩関節の運動法

運動法	施術部位	手技
	肩関節.	肩関節の運動法を行う.

IV-7-15) 肩上部の両手同時性手掌軽擦

運動法	施術部位	手技
	肩上部から上肢.	肩上部の両手同時性手掌軽擦を行う.

第2部
ライトオイルマッサージ

ライトオイルマッサージの術式　58
　手技・効果・目的
Ⅰ．腹臥位　60
　1．頸・肩・背・腰部　60
　　1）ハンドライトストローク（手掌軽擦）
　　2）アームストローク（前腕強擦）
　　3）サムストローク（母指強擦）
　　4）サムストローク＆フィンガーストローク（母指強擦＆四指強擦）
　　5）ナックルストローク（手拳強擦）
　　6）サムストローク（母指強擦）
　　7）アームストローク（前腕強擦）
　　8）アームストローク（前腕強擦）
　　9）ツインサムストローク（両母指強擦）
　　10）ハンドライトストローク（手掌軽擦）
　　11）ハンドライトストローク（手掌軽擦）
　　12）ハンドストローク（手掌強擦）
　　13）ハンドライトストローク（手掌軽擦）
　　14）ハンドプッシュ（手掌圧迫）
　　15）ツインサムストローク（両母指強擦）
　　16）ハンドライトストローク（手掌軽擦）
　　17）ナックルストローク（手拳強擦）
　　18）ハンドライトストローク（手掌軽擦）
　　19）サムストローク（母指強擦）
　　20）アームストローク（前腕強擦）
　　21）アームストローク（前腕強擦）
　　22）ツインサムストローク（両母指強擦）
　　23）ハンドライトストローク（手掌軽擦）
　　24）ハンドライトストローク（手掌軽擦）
　　25）ハンドストローク（手掌強擦）
　　26）ハンドライトストローク（手掌軽擦）
　　27）ハンドプッシュ（手掌圧迫）
　　28）ツインサムストローク（両母指強擦）
　　29）アームストローク（前腕強擦）
　　30）ハンドプッシュ（手掌圧迫）
　2．下肢後面　67
　　1）アームストローク（前腕強擦）
　　2）アームストローク（前腕強擦）
　　3）アームストローク（前腕強擦）
　　4）アームストローク（前腕強擦）
　　5）アームストローク（前腕強擦）
　　6）アームストローク（前腕強擦）
　　7）アームストローク（前腕強擦）
　　8）アームストローク（前腕強擦）

Ⅱ．仰臥位〔背臥位〕　70
　1．下肢前面　70
　　1）アームストローク（前腕強擦）
　　2）アームストローク（前腕強擦）
　　3）ハンドラッピング（手掌揉捏）
　　4）サムストローク（母指強擦）
　　5）サムストローク（母指強擦）
　　6）アームストローク（前腕強擦）
　　7）アームストローク（前腕強擦）
　　8）アームストローク（前腕強擦）
　　9）ハンドラッピング（手掌揉捏）
　　10）サムストローク（母指強擦）
　　11）サムストローク（母指強擦）
　　12）アームストローク（前腕強擦）
　2．上肢　73
　　1）アームストローク（前腕強擦）
　　2）サムストローク（母指強擦）
　　3）サムストローク（母指強擦）
　　4）ハンドストローク（手掌強擦）
　　5）ハンドライトストローク（手掌軽擦）
　　6）アームストローク（前腕強擦）
　　7）サムストローク（母指強擦）
　　8）サムストローク（母指強擦）
　　9）ハンドストローク（手掌強擦）
　　10）ハンドライトストローク（手掌軽擦）
　3．腹部　76
　　1）ハンドライトストローク（手掌軽擦）
　　2）アームストローク（前腕強擦）
　　3）ハンドライトストローク（手掌軽擦）
　4．頸・胸部（デコルテ）　77
　　1）ハンドライトストローク（手掌軽擦）
　　2）ハンドライトストローク（手掌軽擦）
　　3）フィンガーストローク（四指強擦）
　　4）ナックルストローク（手拳強擦）
　　5）ハンドプッシュ（手掌圧迫）

ライトオイルマッサージの術式

　オイルマッサージは体液の循環をよくすることを目的として行う．また，オイルマッサージ特有の圧力移動刺激は心地好い感覚を与えて，ゆったりとした気分の中でリラクゼーションを主体としたメンタルケアにも役立つ．それに加えてマッサージに使用するオイルの微量な成分は皮膚にある皮脂腺を通じて体内に吸収され，ホルモンバランスを整えるといわれている．そのような理由からもヨーロッパのアロマテラピーやインドのアーユルヴェーダなどではオイルマッサージが古くから医療として行われてきた．美容効果としても古くなった皮膚の角質を取り除いたり，荒れた角質に油分を浸透させ，皮膚の保湿にも効力を発揮する．

手技・効果・目的

ハンドライトストローク（手掌軽擦）
　　　手のひら（手掌）を優しく肌に当てて皮膚の上を軽い圧力で移動させる．
　　　オイルマッサージの開始時に，施術部位へオイルをまんべんなく塗布する際にも用いる．
　　　神経的な反射を利用して生体の機能を鼓舞させたり，沈静させる効果がある．

ハンドストローク（手掌強擦）
　　　手のひら（手掌）を肌に密着させ，軽擦よりも強めの圧力で移動させる．圧力の移動で皮下組織のリンパ管や静脈，筋肉内の代謝物の移送を助ける．また，筋肉や靱帯の血流改善や緊張緩和を行える．

ハンドプッシュ（手掌圧迫）
　　　手のひら（手掌）全体で圧力を移動させずに特定の箇所へ静かに圧をかけ，緩やかに圧を抜いていく．興奮している神経活動を沈静させる．また，微妙な温熱効果も与えることができる．

ハンドラッピング（手掌揉捏）
　　　手のひら（手掌）もしくは手根で施術部位へ圧力を加えながら輪状に捏ねるような感じで揉みほぐす．筋肉などの軟部組織や関節の動きを改善する目的で行う．

サムストローク（母指強擦）
　　　母指の指腹で圧力を加えながら施術部位を移動させる．細い筋肉の間や関節周囲などの緊張緩和と循環改善を目的にする．

ツインサムストローク（両母指強擦）
サムストローク（母指強擦）を左右両方の母指で行う．施術部位に対して，母指を並行に並べて行う時と左右の母指を離したり近づけたりする場合がある．

フィンガーストローク（四指強擦）
示指から小指までの指腹を使い，分散された弱い圧力移動を複数箇所に行う．接触点を多く用いることにより局所的な興奮状態を沈静させる．

ナックルストローク（手拳強擦）
手を拳にして，示指から小指までの第2関節を使用し，強めの圧力を移動させる．指先（指腹）の圧とは異なる強刺激で，深部組織の循環改善に効果的である．

アームストローク（前腕強擦）
手首から肘までの前腕を使ってマッサージを行う．肘を支点として前腕を自動車のワイパーのように動かし，同時に前腕を回内・回外させて施術部分への圧力や当たりを変化させる．この手法を用いると，力の弱い女性でも強い圧力を与えることができるとともに，接触面が大きいのでマイルドな爽快感を与えることができる．

マッサージを行うにあたって（注意事項）

オイルの塗布と補充
施術者の手掌に，43℃程度に暖めたオイルを注いでから，患者の背部に塗布する．施術中にオイルが足らなくなった場合は，術と術のつなぎ部分で速やかにオイルの補充を行う．

冷たいオイルや熱すぎるオイルを肌に乗せると，患者はよけいな緊張や不快を感じてしまう．施術者はオイルの状態を確認するうえでも，自分の手掌にオイルをいったん注いで施術を行うこと．容器などから患者の肌に直接オイルを垂らすようなことをしてはならない．

手技の連続性
リンパ循環改善や患者の感覚からも，手技と手技の移り変わりは途切れることなく連続的かつ滑らかに行うように努める．一施術の範囲が広い手技が多いため，施術位置をしっかり確保して行うこと．不安定な施術位置では移動範囲・圧力が維持できなくなり，連続的な施術が困難になる．施術者の触れた手圧が流れるように移動する感覚は，オイルマッサージならではの心地良さといえる．

患者へのデリカシー
オイルマッサージは他の手技と違い，患者の素肌に直接施術を行う．本書のイラストでは解説のためタオルなどの覆い隠しをなくした状態で描いてあるが，実際は施術部位以外をタオルなどで覆い隠し，患者の安心感を保つようにしてほしい．

Ⅰ．腹臥位

1．頸・肩・背・腰部

Ⅰ-1-1）ハンドライトストローク（手掌軽擦）

立ち位置	施術部位	手　技
患者の右側に立つ． 　患者の腰付近に立ち，腰に乗せた手が頸部へ無理なく届く位置とする．	腰中央から左背部・左肩・第7頸椎・右肩・右背部を通り，ふたたび腰に戻るライン．	両手掌でオイルを背中全体に塗り込むように大きな円を描きながらゆっくりと手掌を密着させ，右回りに5回軽擦を行う．

Ⅰ-1-2）アームストローク（前腕強擦）

立ち位置	施術部位	手　技
	腰中央から左背部・左肩・第7頸椎・右肩・右背部を通りふたたび腰に戻るライン．	両前腕尺側をそろえて患者にあてがい，若干の圧を加え，大きな円を描きながらゆっくりと右回りに5回強擦を行う．

Ⅰ-1-3）サムストローク（母指強擦）

立ち位置	施術部位	手　技
（移動） 　患者の頭上，ベッドの近くに立つ．患者の肩に乗せた手が腰まで無理なく届く位置とする．施術者および患者の身長によっては腰まで届かない場合もあるが，無理をせず届く範囲で施術を行う．	第7頸椎棘突起から第5腰椎棘突起両側の直側，脊柱起立筋内縁．	両母指で上下に5往復強擦を行う．

Ⅰ．腹臥位

Ⅰ-1-4）サムストローク＆フィンガーストローク（母指強擦および四指強擦）

立ち位置	施術部位	手　技
	第7頸椎棘突起から第7胸椎棘突起両側の直側，脊柱起立筋内縁． 肩甲骨内側縁を上角から下角方向へ．	両母指で上下に3往復強擦する． 四指の指頭で3往復強擦する．

Ⅰ-1-5）ナックルストローク（手拳強擦）

立ち位置	施術部位	手　技
	両側の僧帽筋上部線維，および肩甲挙筋の肩峰から乳様突起間．	手拳PIP（近位指節間）関節で両側からはさみ込むようにしてゆっくりと3往復強擦する．

Ⅰ-1-6）サムストローク（母指強擦）

立ち位置	施術部位	手　技
（移動） 患者の右側，胸の横位置に移動して立つ．	右側の僧帽筋上部線維および肩甲挙筋．（肩峰からうなじ）	左母指で3往復強擦する． この時，施術者の右手は支え手として患者の右上腕を軽く握っておくとよい．

Ⅰ-1-7）アームストローク（前腕強擦）

立ち位置	施術部位	手　技
（移動） 患者の右斜め頭上に移動して立つ．	右側肩の三角筋，僧帽筋上部線維（肩関節からうなじの間）．	右前腕尺側で3往復強擦を行う． この時，施術者の前腕は回内・回外をさせながら行う．

I-1-8）アームストローク（前腕強擦）

立ち位置	施術部位	手技
（移動）患者の右側，胸の横位置に移動して立つ．	右側肩下，腋窩部後方の三角筋後部線維と広背筋．	左前腕尺側で3往復強擦を行う．この時，施術者の前腕は回内・回外を繰り返しながら前腕強擦を行う．

I-1-9）ツインサムストローク（両母指強擦）

立ち位置	施術部位	手技
	右側肩下，腋窩後方の三角筋後部線維と広背筋．	利き指を下に両母指を重ねて強擦を3往復行う．

I-1-10）ハンドライトストローク（手掌軽擦）

立ち位置	施術部位	手技
	右側肩の三角筋，僧帽筋上部線維．	左右の手掌で交互に引き寄せるように6回（6ストローク），軽擦を行う．

I-1-11）ハンドライトストローク（手掌軽擦）

立ち位置	施術部位	手技
	左右肩下，腋窩後方の三角筋後部線維と広背筋．	両方の手掌で同時にゆっくりと内回しに3回軽擦を行う．

I-1-12) ハンドストローク（手掌強擦）

立ち位置	施術部位	手技
	左肩甲骨周囲	利き手を下にして重ねた手掌でゆっくりと肩甲骨周囲を内回しに3回強擦を行う． とくに肩甲骨内側縁はていねいに行う．

I-1-13) ハンドライトストローク（手掌軽擦）

立ち位置	施術部位	手技
	左側の頸・肩・側胸部・背部・腰のライン．	左右の手掌で交互に引き寄せるように3回軽擦を行う（「6ストロークで4〜5ライン」を1回とする）．

I-1-14) ハンドプッシュ（手掌圧迫）

立ち位置	施術部位	手技
	左腰部 $L_3 \sim L_5$．	重ねた手掌で圧迫する． 圧がきわまった時にやや手掌揉捏を加えてもよい．

I-1-15) ツインサムストローク（両母指強擦）

立ち位置	施術部位	手技
	左腰部 $T_{10} \sim L_5$ の脊柱起立筋内縁，棘突起の直側．	重ねた両母指で強擦を3往復行う．

I-1-16）ハンドライトストローク（手掌軽擦）

立ち位置	施術部位	手　技
患者の頭上，ベッドの近くに立つ．距離は，患者の肩に乗せた手が腰まで無理なく届く位置とする． 施術者や患者の身長によっては腰まで届かない場合もあるが無理をせず届く範囲で施術を行う．	患者の左上肢を挙上させ，背・腰・側腹部・側胸部・肩のライン．	両手掌で施術ラインにそってゆっくりと3回軽擦を行う．

I-1-17）ナックルストローク（手拳強擦）

立ち位置	施術部位	手　技
	両側の僧帽筋上部線維および肩甲挙筋を肩峰から乳様突起の間にかけて．	手拳PIP関節で両側からはさみ込むようにゆっくりと強擦を3回．

I-1-18）ハンドライトストローク（手掌軽擦）

立ち位置	施術部位	手　技
	患者の右上肢を挙上させ，背・腰・側腹部・側胸部・肩のライン．	両手掌で施術ラインにそって，ゆっくりと3回軽擦する．

I-1-19）サムストローク（母指強擦）

立ち位置	施術部位	手　技
（移動） 患者の左側，胸の横位置に移動して立つ．	左側の僧帽筋上部線維および肩甲挙筋	右母指で3往復の強擦を行う． この時，施術者の左手は支え手として患者の左上腕を軽く握っておくとよい．

I-1-20) アームストローク（前腕強擦）

立ち位置	施術部位	手 技
（移動） 患者の左斜め頭上に立つ.	左側肩の三角筋，僧帽筋上部線維	左前腕尺側で3往復強擦を行う. 　この時，施術者の前腕は回内・回外を繰り返しながら前腕強擦を行う.

I-1-21) アームストローク（前腕強擦）

立ち位置	施術部位	手 技
（移動） 患者の左側, 胸の横位置に移動して立つ.	左側肩下，腋窩部後方の三角筋後部線維と広背筋.	右前腕尺側で3往復の強擦を行う. 　この時，施術者の前腕は回内・回外を繰り返しながら前腕強擦を行う.

I-1-22) ツインサムストローク（両母指強擦）

立ち位置	施術部位	手 技
	左側肩下，腋窩後方の三角筋後部線維と広背筋.	利き指を下に両母指を重ね，3往復の強擦を行う.

I-1-23) ハンドライトストローク（手掌軽擦）

立ち位置	施術部位	手 技
	左側肩の三角筋，僧帽筋上部線維.	右左の手掌で交互に引き寄せるように6回（6ストローク）軽擦を行う.

I-1-24) ハンドライトストローク（手掌軽擦）

立ち位置	施術部位	手 技
	左右肩下，腋窩後方の三角筋後部線維と広背筋．	両方の手掌で，同時にゆっくりと3回内回しに軽擦を行う．

I-1-25) ハンドストローク（手掌強擦）

立ち位置	施術部位	手 技
	右肩甲骨周囲．	重ねた手掌でゆっくりと肩甲骨周囲を内回しに3回強擦を行う．とくに肩甲骨内側縁はていねいに行う．

I-1-26) ハンドライトストローク（手掌軽擦）

立ち位置	施術部位	手 技
	右側の頸・肩・側胸部・背部・腰のライン．	右左の手掌で交互に引き寄せるように3回軽擦を行う（「6ストロークで4～5ライン」を1回とする）．

I-1-27) ハンドプッシュ（手掌圧迫）

立ち位置	施術部位	手 技
	右腰部 L_3～L_5．	利き手を下にして重ねた手掌で圧迫する．

I-1-28) ツインサムストローク（両母指強擦）

立ち位置	施術部位	手　技
	右背腰部 T_{10}～L_5 の起立筋，棘突起の直側．	利き手を下にして重ねた両母指で強擦を3往復行う．

I-1-29) アームストローク（前腕強擦）

立ち位置	施術部位	手　技
（移動）患者の右側に移動して立つ．患者の腰に近い位置で乗せた手が頸部へ無理なく届く位置とする．	腰中央から左背部・左肩・第7頸椎・右肩・右背部を通り，ふたたび腰に戻るライン．	両前腕尺側をそろえて患者にあてがい，若干の圧を加え大きな円を描きながらゆっくりと右回りに5回強擦を行う．

I-1-30) ハンドプッシュ（手掌圧迫）

立ち位置	施術部位	手　技
患者の下腿に移動し，殿部に無理なく届く位置とする．	殿部．	両手掌（手根）で圧迫する．圧がきわまった時にやや手根揉捏を加えてもよい．

2．下肢後面

立ち位置

　患者の右側下腿付近に移動し，アキレス腱に乗せた施術者の腕が下肢全体へ無理なく届く位置とする．

オイルの補充

　施術前にあらかじめ両手掌で下肢後面にオイルを塗布する．

I-2-1) アームストローク（前腕強擦）

立ち位置	施術部位	手 技
	右踵から後下腿部・膝窩・後大腿部・殿溝の内側を上がり，外側を下りる大きな楕円を描くライン．	右前腕尺側で強擦を3回行う．

I-2-2) アームストローク（前腕強擦）

立ち位置	施術部位	手 技
	右膝窩から後大腿部を殿溝まで，その内側・中央・外側の3部のそれぞれに右回りの楕円を描くようなライン．	右前腕尺側で，強擦を3回ずつ行う．

I-2-3) アームストローク（前腕強擦）

立ち位置	施術部位	手 技
	右踵から後下腿部・膝窩までの内側を上がり，外側を下りる楕円を描くようなライン．	右前腕尺側で強擦を3回行う．

I-2-4) アームストローク（前腕強擦）

立ち位置	施術部位	手 技
	右踵から後下腿部・膝窩・後大腿部・殿部までの内側を上がり，外側を下りる大きな楕円を描くようなライン．	右前腕尺側で強擦を3回行う．
	足底	3回目の前腕強擦で足底に抜けて，反対側の施術に移る．

Ⅰ. 腹臥位

Ⅰ-2-5) アームストローク（前腕強擦）

立ち位置・オイル	施術部位	手　技
（移動） 　患者の左側下腿付近に移動しアキレス腱に乗せた施術者の腕が下肢全体へ無理なく届く位置につく． （オイルの補充） 　施術前にあらかじめ両手掌で下肢後面にオイルを塗布する．	左踵から後下腿部・膝窩・後大腿部・殿溝の内側を上がり，外側を下りる大きな楕円を描くようなライン．	左前腕尺側で強擦を3回行う．

Ⅰ-2-6) アームストローク（前腕強擦）

立ち位置	施術部位	手　技
	左膝窩から後大腿部を殿溝までその内側・中央・外側の各側で楕円を描くようなライン．	左前腕尺側で強擦を3回ずつ行う．

Ⅰ-2-7) アームストローク（前腕強擦）

立ち位置	施術部位	手　技
	左踵・後下腿部・膝窩の内側を上がり，外側を下りる楕円を描くようなライン．	左前腕尺側で強擦を3回行う．

Ⅰ-2-8) アームストローク（前腕強擦）

立ち位置	施術部位	手　技
	左踵・後下腿部・膝窩・後大腿部・殿溝の内側を上がり，外側を下りる大きな楕円を描くようなライン．	左前腕尺側で強擦を3回行う．
	足底	3回目の前腕強擦で足底に抜けて次の施術に移る．

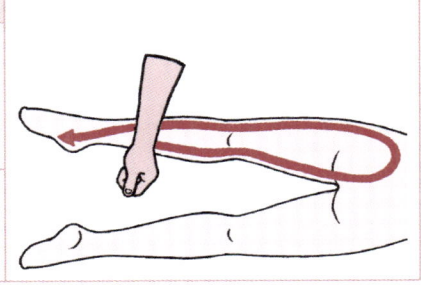

II. 仰臥位〔背臥位〕

1. 下肢前面

立ち位置移動

患者の左側下腿付近に移動し，足関節に乗せた施術者の腕が下肢全体へ無理なく届く位置とする．

オイルの補充

施術前にあらかじめ両手掌で下肢前面にオイルを塗布する（Ⅰ．腹臥位の冒頭（59頁）の「注意事項」をよく守る）．

II-1-1）アームストローク（前腕強擦）

立ち位置	施術部位	手　技
	左足関節・前下腿・膝・前大腿部・鼠径溝の内側を上がり，外側を下りる大きな楕円を描くようなライン．	右前腕尺側で強擦を3回行う．

II-1-2）アームストローク（前腕強擦）

立ち位置	施術部位	手　技
	左膝から前大腿部を鼠径溝まで，その内側・中央・外側の各側で楕円を描くようなライン．	右前腕尺側で強擦を3回ずつ行う．

II-1-3）ハンドラッピング（手掌揉捏）

立ち位置	施術部位	手　技
	左膝蓋骨．	手掌を重ねて（左手を上に）膝蓋骨を包み込み，わずかに圧を加えて内回り・外回りに揉捏を3回ずつ行う．

Ⅱ-1-4) サムストローク（母指強擦）

立ち位置	施術部位	手　技
	左前脛骨筋の起始から停止まで.	利き指を下にして重ねた両母指で上下に3往復強擦する.

Ⅱ-1-5) サムストローク（母指強擦）

立ち位置	施術部位	手　技
	①左内果・外果.	両手で足底を持ち左右の母指で内果・外果を輪状に強擦する.
	②左足趾の間.	小指側から順に母指（利き指）で強擦する.

Ⅱ-1-6) アームストローク（前腕強擦）

立ち位置	施術部位	手　技
	左足関節・前下腿・膝・前大腿部・鼠径溝の内側を上がり，外側を下りる大きな楕円を描くようなライン.	右前腕尺側で強擦を3回行う.

Ⅱ-1-7) アームストローク（前腕強擦）

立ち位置・オイル	施術部位	手　技
（移動）患者の右側下腿付近に移動し，足関節に乗せた施術者の腕が下肢全体へ無理なく届く位置とする.（オイルの補充）施術前にあらかじめ両手掌で下肢前面にオイルを塗布する.	右足関節・前下腿部・膝・前大腿部・鼠径溝の内側を上がり，外側を下りる大きな楕円を描くようなライン.	左前腕尺側で強擦を3回行う.

II-1-8) アームストローク（前腕強擦）

立ち位置	施術部位	手　技
	右側の膝・大腿部・鼠径溝の内側・中央・外側でそれぞれ内側を上がり，外側を下りる楕円を描くようなライン．	左前腕尺側で強擦を3回ずつ行う．

II-1-9) ハンドラッピング（手掌揉捏）

立ち位置	施術部位	手　技
	右膝蓋骨．	手掌を重ねて（右手を上に）膝蓋骨を包み込み，わずかに圧を加えて内回り・外回りに揉捏を3回ずつ行う．

II-1-10) サムストローク（母指強擦）

立ち位置	施術部位	手　技
	右前脛骨筋の起始から停止まで．	利き指を下に，重ねた両母指で上下に3往復強擦する．

II-1-11) サムストローク（母指強擦）

立ち位置	施術部位	手　技
	①右内果・外果．	両手で右足底を持ち左右の母指で内果・外果を輪状に強擦する．
	②足趾の間．	小指側から順に母指（利き指）で強擦する．

Ⅱ-1-12）アームストローク（前腕強擦）

立ち位置	施術部位	手　技
	右足関節・前下腿部・膝・前大腿部・鼠径溝の内側を上がり，外側を下りる大きな楕円を描くようなライン．	左前腕尺側で3回強擦を行う．

2．上　肢

立ち位置移動

　患者の左側，胸の横位置に移動して立つ．

オイルの補充

　施術前にあらかじめ両手掌で上肢全体にオイルを塗布する．

Ⅱ-2-1）アームストローク（前腕強擦）

立ち位置	施術部位	手　技
	左側の三角筋・上腕二頭筋，腕を回外位にして施術する（以下同様に，回外位で行う）．	右前腕尺側で楕円を描くように強擦を3回行う． 　このとき，左手で患者前腕を上から軽く支える．

Ⅱ-2-2）サムストローク（母指強擦）

立ち位置	施術部位	手　技
（移動） 患者の左側腰に近い位置に立つ．	左側の手関節・前腕前面・肘窩までを下から左右の母指で交互に外側へ向けて強擦する． 　左側手関節から前腕前面を肘窩まで．	左右の母指で交互に正中から外側へ向けて強擦する．

Ⅱ-2-3）サムストローク（母指強擦）

立ち位置	施術部位	手　技
	手関節から左前腕部を肘まで，その前面内側・外側，後面中央のライン．	左手で患者右手関節部を下から支え，右母指強擦を各側に3回ずつ行う． 後面中央を行うときは，前腕を回内させて同じく左手で下から支えなおす．

Ⅱ-2-4）ハンドストローク（手掌強擦）

立ち位置	施術部位	手　技
	左の肘から上腕部を肩まで，その前面・後面のライン．	右手で下から上へ向けて（求心性に）各側3回ずつ手掌強擦する． 後面へは右施術手をベッドと腕の間に入れ，逆手にして行う．

Ⅱ-2-5）ハンドライトストローク（手掌軽擦）

立ち位置	施術部位	手　技
	左大胸筋．	左手で患者の左手首を持ち，右手掌で大胸筋に軽擦を行う．

Ⅱ-2-6）アームストローク（前腕強擦）

立ち位置	施術部位	手　技
（移動） 　患者の右側，胸の横位置に移動して立つ． （オイルの補充） 　施術前にあらかじめ両手掌で上肢全体にオイルを塗布する．	右側の三角筋・上腕二頭筋．	左前腕尺側で楕円を描くように強擦を3回行う．

Ⅱ．仰臥位（背臥位） 75

Ⅱ-2-7）サムストローク（母指強擦）

立ち位置	施術部位	手 技
（移動） 患者の右側腰に近い位置に立つ．	右側の手関節から前腕前面を肘窩まで．	左右の母指で交互に正中から外側へ向けて強擦する．

Ⅱ-2-8）サムストローク（母指強擦）

立ち位置	施術部位	手 技
	右側の手関節から前腕を肘まで，その前面内側・外側，後面中央のライン．	右手で患者左手関節部を下から支え持ち，左母指で強擦を各側に3回ずつ行う． 後面へは患者手掌を回内させて同じく右手で手関節を支え持ち，左母指で強擦する．

Ⅱ-2-9）ハンドストローク（手掌強擦）

立ち位置	施術部位	手 技
	右側の肘から上腕を肩まで，その前面・後面のライン．	左手掌で下から上へ向けて（求心性に）3回ずつ強擦する． 後面へは左手をベッドと腕の間に入れ，逆手の格好にして手掌軽擦を行う．

Ⅱ-2-10）ハンドライトストローク（手掌軽擦）

立ち位置	施術部位	手 技
	右大胸筋．	右手で患者の右手首を持ち，左手掌で大胸筋に軽擦を行う．

3. 腹　部

立ち位置移動

　患者の右側，腹部の横位置に移動して立つ．

Ⅱ-3-1) ハンドライトストローク（手掌軽擦）

立ち位置	施術部位	手　技
	腹部．	オイルの補充もかねながら両手掌でゆっくり大きな円を描くように時計回りの円ラインを軽擦で3ストローク行う．

Ⅱ-3-2) アームストローク（前腕強擦）

立ち位置	施術部位	手　技
	腹部．	橈側を上にした右前腕に左手掌をあてがい前腕尺側でゆっくり大きな円を描くように時計回りで3回軽擦する．

Ⅱ-3-3) ハンドライトストローク（手掌軽擦）

立ち位置	施術部位	手　技
	肋骨弓・心窩部・側腹部から臍へ向けて．	臍へ向けて両手掌で交互に3ストロークずつ，5ラインに軽擦を行う．
	臍．	臍上で静かに数秒手を止め，軽い圧迫を加える．

4．頸部・胸部（デコルテ）

立ち位置移動
　患者の頭上に立つ．

II-4-1）ハンドライトストローク（手掌軽擦）

立ち位置	施術部位	手　技
	胸骨から両側の肩へ，肩関節で折り返し，僧帽筋を通ってもとの胸骨まで戻るライン．	胸骨から両側の肩に向け両手掌を開いていき，そのまま手掌で肩関節を包み，僧帽筋を通ってもとの胸骨まで戻る軽擦を3回行う．

II-4-2）ハンドライトストローク（手掌軽擦）

立ち位置	施術部位	手　技
	両肩関節の三角筋前部線維・中部線維．	円を描くように手掌軽擦を3回ずつ行う．

II-4-3）フィンガーストローク（四指強擦）

立ち位置	施術部位	手　技
	胸骨．	上下に指軽擦を3回往復する．

Ⅱ-4-4）ナックルストローク（手拳強擦）

立ち位置	施術部位	手　技
	両側の僧帽筋上部線維および肩甲挙筋を肩峰から乳様突起の間にかけて．	手拳PIP関節で両側からはさみ込むようにゆっくりと3往復強擦を行う．

Ⅱ-4-5）ハンドプッシュ（手掌圧迫）

立ち位置	施術部位	手　技
	患者の額からコメカミ	両手掌で患者の額から「こめかみ」を包み込むように5秒程度軽く圧迫して，静かに手を離す．髪にオイルが付かないようタオルで頭を包む．

第3部 指　圧

はじめに
指圧の術式

Ⅰ．側臥位〔横臥位〕（マット）

A．左　側
1．頸部
　①前頸部
　②側頸部
　③項窩部
　④後頸部
2．肩背腰部
　①肩甲上部
　②肩甲間部
　③肩甲下部～腰部
　④掌圧
　⑤なで下ろし

B．右　側
（A．左側に準ずる）

Ⅱ．伏臥位〔腹臥位〕（マット）

A．正　中
1．頭項部
　①後頭部
　②項窩部

B．左右両側
　①後頸部

C．左　側
1．肩背部，腰部
　①肩甲上部
　②肩甲間部
　③肩甲下部～腰部
　④腸骨稜上部
2．殿部，下肢
　①仙骨部
　②殿部
　③殿部の圧点部（浪越圧点）
　④大腿後側部
　⑤膝窩部
　⑥下腿後側部
　⑦下腿後側部（大づかみ）
　⑧踵骨隆起部
　⑨踵骨両側部
　⑩足底部

D．右　側
（C．左側に準ずる．ただし仙骨部は省略）

E．左右両側・正中
1．背部調整
　①肩甲骨部
　②側胸部〔後背部〕
　③殿部
　④脊柱〔横突起〕調整
　⑤脊柱〔棘突起〕調整
　⑥脊髄神経刺激法

Ⅲ．仰臥位〔背臥位〕（マット）

A．左　側
1．下肢
　①鼠径部
　②大腿前側部
　③大腿内側部
　④大腿外側部
　⑤膝蓋骨周囲部
　⑥下腿前側部
　⑦足関節部
　⑧足背部
　⑨足指部
　⑩足指の関節運動
　⑪足底の伸展
　⑫下肢の伸展
2．上肢
　①腋窩部
　②上腕内側部
　③肘窩部
　④前腕前側部
　⑤三角胸筋溝部
　⑥上腕外側～後側部
　⑦前腕後側部
　⑧手背部
　⑨手指部
　⑩手掌部
　⑪上肢の伸展

B．右　側
（A．左側に準ずる）

C．正中，左・右，左右両側
1．頭部
　①頭部正中線
　②頭頂部（左）
　③頭頂部（右）
　④頭部正中線
　⑤頭頂部（左）
　⑥頭部正中線
2．顔面
　①前額部
　②鼻の両側部
　③頬骨部
　④左眼窩下部
　⑤左眼窩上部
　⑥左こめかみ部
　⑦右眼窩下部
　⑧右眼窩上部
　⑨右こめかみ部
　⑩眼球部掌圧
3．胸部
　①左肋間部
　②右肋間部
　③胸骨部
　④胸部輪状掌圧
4．腹部
　①〈の〉の字型掌圧
　②腹部20点
　③小腸部
　④下行結腸部
　⑤波状掌圧
　⑥輪状掌圧，振動掌圧
　⑦上前腸骨棘部の掌圧
　⑧腰部こね上げ
　⑨側腹部
　⑩腹部掌圧（なで下ろし），振動掌圧

Ⅳ．坐位

A．左・右，左右同時
1．頸部
　①左前頸部
　②右前頸部
　③側頸部
　④項窩部
　⑤後頸部
2．頭部
　①側頭部掌圧
3．肩・背部
　①肩甲上部
　②肩甲間部
　③上肢の伸展
　④肩の上げ下ろし
　⑤上腕なで下ろし
　⑥脊柱なで下ろし

はじめに

A．指圧療法の概要

指圧は，按腹から発生したともいわれ，古くから行われていたと考えられるが，指圧と称し始めたのは，玉井天碧といわれている．

恩師，浪越徳治郎は，1985（昭和60）年にフランスからの取材を受けた折，「昔，指圧は3つの流派があった」と，同席していた著者の前でいわれた．昭和初期に指圧療法という名称で出た書物は，平田内蔵吉の『民間治療全書』，玉井天碧の『指圧療法』，高城六梅の『高城式指圧療法』，浪越徳治郎の『指圧療法と生理学』などがある．浪越を入れて4つの流派となろうか．

浪越は1925（大正14）年に北海道室蘭で開業した時，按摩ではなく，指圧として届けを出している．東京蒲田の小田川義松のもとで4年間修行し，試験を受け，警視庁よりマッサージ術営業免許證（証）を受け取った浪越は，あん摩と指圧の違いはハッキリと分かっていたのである（1955年7月21日参議院社会労働委員会議事録参照）．

その後，浪越は札幌で開業し，石丸吾平（人生哲学者）に誘われて上京し，日本指圧学院をつくり，同志とともに法改正運動を起こし，旧「あん摩，はり，きゅう，柔道整復等営業法」の「あん摩師，はり師，きゅう師及び柔道整復師法」（1951年）への改正，その一部改正（従来，あん摩とは別の医業類似行為として取り扱ってきた指圧を法律上あん摩として取り扱うこととした，1955年），そして，「あん摩マッサージ指圧師，はり師，きゅう師，柔道整復師等に関する法律」（1964年），さらに現在の「あん摩マッサージ指圧師，はり師，きゅう師等に関する法律」（1970年）へと改正させるに大いに力を尽くした．

1953（昭和28）年には，D.D.パーマー（カイロプラクティック創始者）の招きにより「指圧療法公開のため」に米国へ渡った．

1．指圧療法の定義

指圧療法は，術者の手指・手掌など徒手で，患者体表の一定部位を押圧して生体の変調を整え，賦活させ，自然治癒力を高めて，疾病の予防および治療，あるいは健康の保持・増進に寄与する療法である．

2．指圧療法の特徴

①診断即治療

熟練度が増すと，一押しごとに生体の状態を鋭くとらえることが可能となり，その状態に応じた指圧操作が即座にとれるようになることから，診断即治療が可能となる．

②機械器具，薬物などを用いない

指圧は機械や道具，薬物などを一切用いず，手指のみで施される．

③副作用を伴わない

治療の目的に応じた手技を適宜用い，圧点，圧加減，時間などを調節しながら施術することで，不快感をきたさず，施術後の筋肉痛などの副作用を起こすことを防ぐことができる．

④年齢・性別を問わない

乳幼児から高齢者まで，また男女を問わず誰でも安心して施術を受けることができる．とくに乳幼児への指圧は体質改善などに役立ち，自律神経，精神作用への面にも用いられる．また大人になってからも指圧になじむ素地の形成に期待できる．

⑤健康の指標になる

定期的な指圧施術により，身体の変調を早くチェックでき，早期発見・早期治療への道を開く．疲労の場合であればその蓄積を防ぎ，健康の保持・増進，さらには疾病の予防の一助ともなる．

⑥信頼感が深まると効果が増大する

施術者（おし方）の治ってもらいたいという思いと，施術によって被術者（受け方）の治りたいという思いが信頼感を深め，呼吸が合うようになると，治療効果が一層期待できるようになる．

⑦全身指圧が効果をより確かなものにする

部分的，局所的な施術は一時的な効果はあっても，根本的な治療にはならないが，全身指圧を一通り行ったうえで，症状に応じた局所ごとの重点的な施術を行えば施術の効果は確かなものとなる．

B．押圧操作

＜押圧操作の基本＞

押圧操作は，「触れる」「押す」「一定の圧を持続する」「離す」の要素で構成される．

1．触れる

＜触れ方＞

①軽く柔らかく触れる（基本の触れ方）

患者の抵抗感や防衛反応を極力抑え，リラックスした状態で受けてもらうために心掛けなければならない．

②軽く速く触れる

知覚過敏のある部位に触れる場合などの触れ方である．

③軽く自然に触れる

上記の①や②などのことを特別に考慮しなくてよい場合の触れ方である．

2．押す

＜押し方＞

①漸増圧（圧法の基本）
　徐々に押していく．漸増漸減圧は指圧の基本となる押し方である．

②緩増圧
　きわめて緩徐に圧を加えていく押し方である．

③急増圧
　刺激に対する防衛反応をできるだけ抑えるために，あるいは反射作用を期待して使われる押し方である．

3．一定の圧を持続する

　目標の深さまで押し込んだら，その部位で一定の圧を持続する．その時，指先に心眼を開く気持ちで患者の身体の状態を読み取りながら次の押圧の程度を決めていく．

4．離す

＜離し方＞

①漸減圧（圧法の基本）
　徐々に力を抜いて離す．

②緩減圧
　きわめて緩徐に力を抜いて離す．

③急減圧
　急速に力を抜いて離す．反射作用を期待して用いられる．

C．指圧操作の3原則

①第1原則：垂直圧の原則
　人体の複雑な曲面などに対し，それぞれ垂直になるように押す．力に無駄がなく，手指も痛めにくく，指圧操作の原則である．

②第2原則：持続の原則
　圧が一定に達したら，そのまま圧を緩めず，一定時間同じ圧に保つ．その時間に手指の感覚，受け手の反応などから刺激の選択を決めるのである．

③第3原則：集中の原則
　精神を統一し，施術と一致させ，集中して，刻一刻と変わる受け手の状態に応じた有効適切な施術ができるようにすることを求めた心構えを説く．受け手との精神的一致によって，なお効果が高いものともなるのである．

D．圧の強弱の段階

　できれば5段階くらいの圧の強弱がつけられるようになってほしいが，少なくとも，弱い圧，中等度の圧，強い圧の3段階は必要となろう．一般的に，押されて少し痛いが気持ちいいという圧（イタキモ）を目標に押すとよい（最強の第5段階の圧でイタキモの人もいれば，第2段階の軽圧くらいでもイタキモの人もいるので注意したい）．
　ただし，乳幼児や病弱の人には，ただ気持ちがいいという圧（キモキモ）を目標に押すとよい．指の力で押そうとするのではなく，体重で押すことを心掛ける．

指圧操作の分析

　指圧操作は，「触れる」「押す」「持続する」「離す」の4段階に分けることができる．
　徐々に押していき，一定の圧で持続させる時間が，受け手にとっていい気持ち（イタキモ，キモキモ）の持続している時間である．したがって，放物線でなく，台形をイメージするようにする．

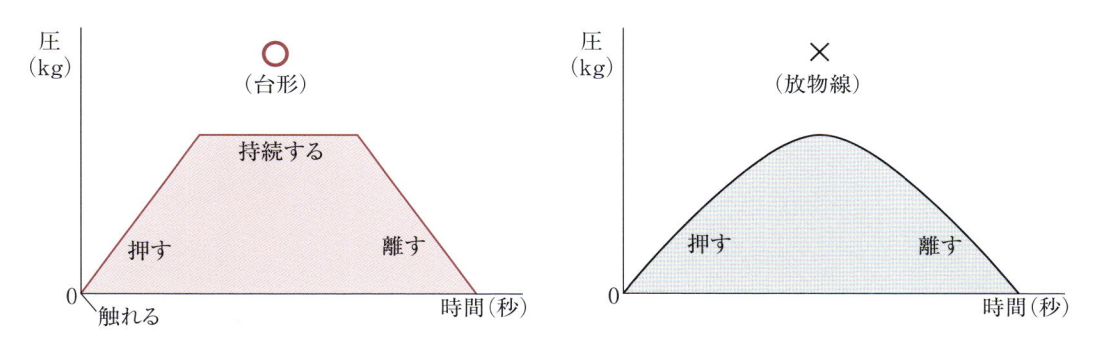

1．触　圧
　きわめて軽く皮膚に当てる程度の圧で，触診にも用いられる．

2．微　圧
　触圧より少し圧を加えた程度で押し，またすぐ圧を抜いて触圧に戻る．これを1点に繰り返したり，移動させて用いる．

3．軽　圧
　微圧よりもやや圧を強くする．呼吸に合わせ，ゆっくりと静かに圧を加え，徐々に抜く．

4．快　圧
　押されて気持ちがよいと感じられ，始めは多少痛みを伴っても次第に快くなってくる圧で押す．

5. 強　圧

　もっとも強い圧である．しかし，その強さは15 kgから30 kgで，それを超えてはならない．感じからいって，不快感にまで至らない．痛みが快く，いわば快痛として耐えられる程度である．

　家庭用体重計に枕などを乗せ，上記の圧加減とそれぞれの圧操作の基本である，「触れる」「押す」「持続する」「離す」を確認してみるとよいだろう．

E．手指操作法の種類

1．母指圧

　母指（おやゆび）を形成する指骨は基節骨と末節骨の2つであり，間に中節骨をはさむ他の四指に比べ，その形は短く太く，筋力も強いため安定した圧操作が可能で，指圧にはもっとも適した指といえる．また母指は指紋部が大きく，感覚も鋭いという利点がある．図のように，母指の中手指節関節を曲げ，指節間関節を反らせて押す方法である．

　母指には甘手（あまて）型と苦手（にがて）型がある．甘手型の母指は，中手指節関節がよく曲がり，指節間関節がよく反り，あたりは柔らかく感じるが強く押すことがむずかしい場合がある．苦手型の母指は，中手指節関節が曲がりにくく，指節間関節が反りにくいのであたりが強く痛く感じる場合もあるが，症状や部位によっては適していることもある．

　甘手型は関節部をロックして，苦手型もできるようになってほしい．一方，苦手型は柔らかいあたりもできるようになってほしい．熟練すると，それぞれの型を使い分けできるようになる．

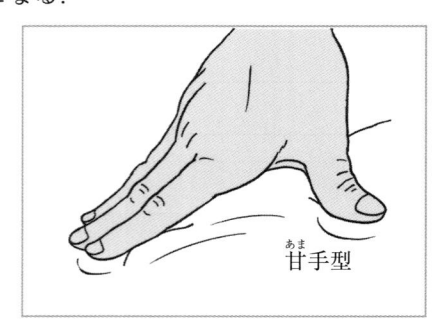

①片手母指圧

　左右一方の母指で押す．四指は支えとし，母指の安定をはかる．

②両手母指圧

　両母指指尖橈側をやや接し，四指はそれぞれそろえて両側で支え，両母指で同時に押す．

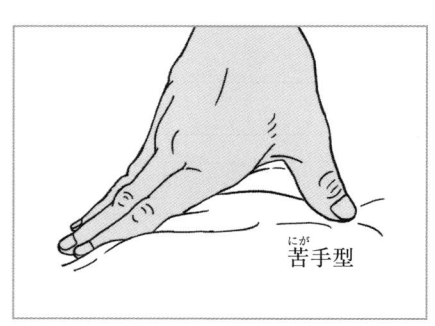

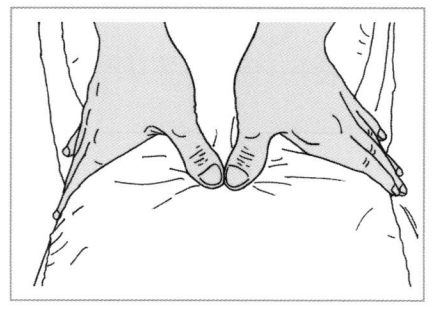

③重ね母指圧

　右下重ね母指圧は，右母指の上に左母指を軽く重ねて右母指を安定させ，両母指で同時に押す．この時の圧は，下になっている右母指が7割で，上になっている左母指が3割くらいの配分とする．左下重ね母指圧の場合は逆にする．

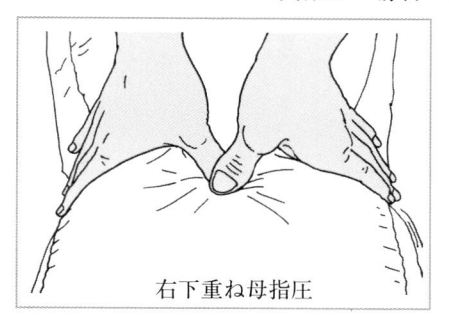

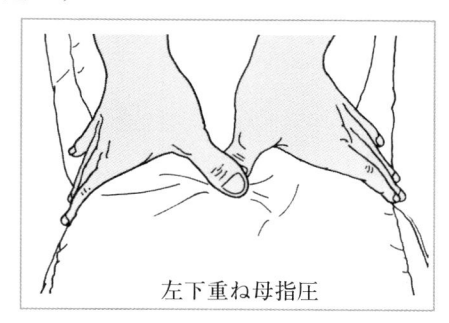

右下重ね母指圧　　　　　　　　　左下重ね母指圧

2．二指圧

①母指‐示指対立圧

　母指の指紋部と同じ手の示指を用い，はさむようにして両指で押す．手指部，足指部の施術に用いる．

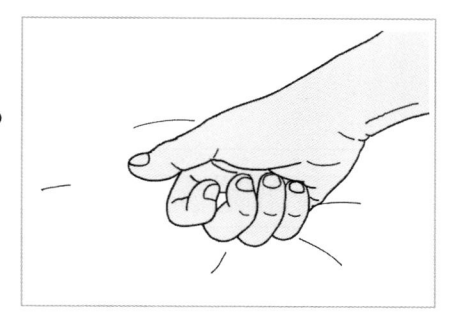

②示指‐中指の重ね二指圧

　示指の爪の上に，同じ手の中指を重ね，示指の指紋部で押す．鼻の両側部を押す時，用いる．

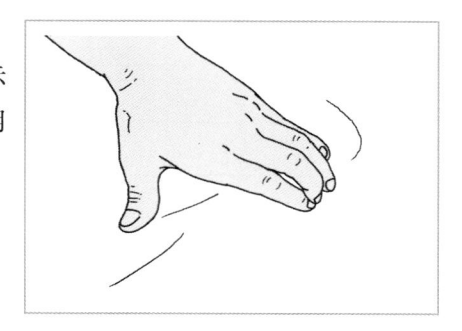

3．三指圧

　同じ手の示指，中指，薬指をぴたりと合わせて，三指の指紋部で押す．顔面の頬骨部の施術時（この時は押してから引く）などに用いる．

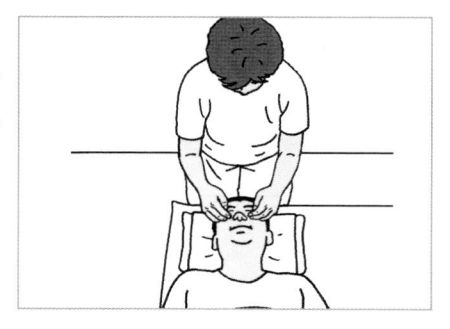

4．母指－四指対立圧

同じ手の母指に，そろえた四指を向かい合わせ，施術部位をはさむように両方から圧を加えて指紋部で押す．伏臥位の後頸部，腓腹筋部，坐位の側頸部・後頸部の施術時に用いる．

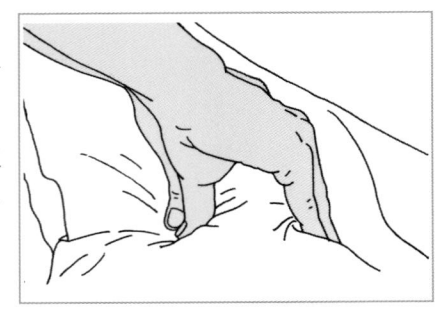

5．掌　圧
①片手（かたて）掌圧

片手で行う掌圧．5本の手指をそろえ，手掌全体で押す．

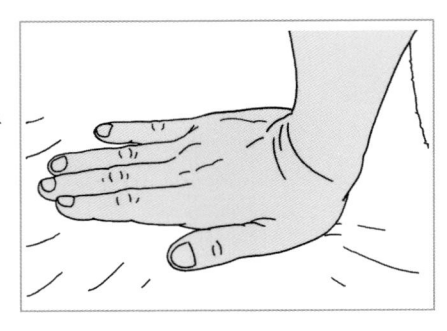

②両手重ね掌圧

両手を重ねて行う掌圧．5指をそろえてつけた片方の手背に，もう一方の手掌を重ね合わせて押す．伏臥位の棘突起調整の時は左手が下，仰臥位の腹部の時は右手に左手を直角に重ねて行う．

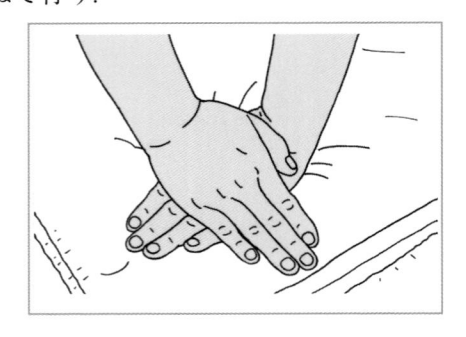

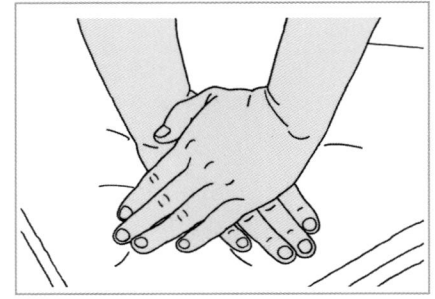

③両手（りょうて）掌圧

両手をならべて行う掌圧．左右両母指の橈側を接して，両手掌を並べ，同時に押す．

腹部の波状掌圧，輪状掌圧，振動掌圧の施術時に用いる．

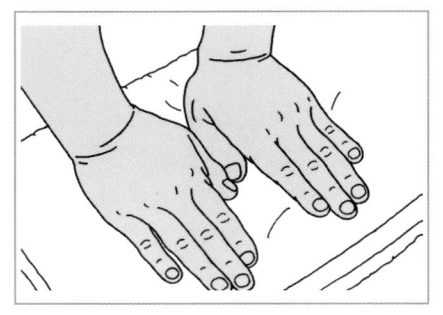

④母指球掌圧

母指球で押す掌圧．鼠径部の施術時は片手で押す．

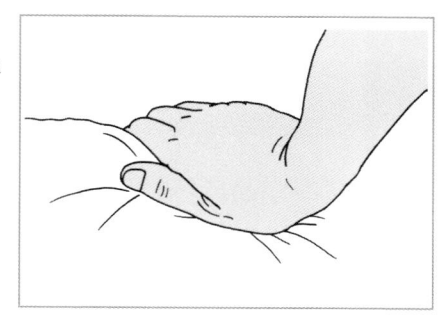

F．圧法の種類（基本圧法）

1．通常圧法
指圧操作でもっとも多く用いられる圧法である．徐々に圧を加え，一定の圧で持続させた後，徐々に圧を抜く，漸増漸減圧で，3秒から5秒押す圧法である．

2．衝圧法
徐々に圧を加え，一定の圧を保った後，急に押してすぐ離す圧法である．
衝圧法が過度であったり，衝圧の方向を誤ると，弊害をきたすことがある．

3．緩圧法
1点を3段階に区切り，全体で5秒から7秒押す圧法である．まず軽く圧を加え，皮膚から指を離さないでいったん圧を抜き，次に同じ圧点に中等度の圧を加え，皮膚から指を離さずに圧を抜いて，最後に同部位に強い圧を加える圧法である．

4．持続圧法
徐々に圧を加え，一定の圧を保ち，そのまま5秒から10秒押す圧法である．おもに手掌圧で行う．

5．吸引圧法
手指，手掌を用い，皮膚に密着させ，吸い寄せるように行う圧法である．腹部で用いる波状掌圧，輪状掌圧も，一種の吸引圧法といえる．

6．流動圧法
徐々に圧を加え，一定の圧を保った後，横にあるいは上下に，圧を移動させる圧法である．おもに側臥位の肩甲間部に用いる．

7．集中圧法
圧を1点に集中させる圧法で，5秒から7秒，圧を徐々に加え，一定の圧に達したら，

しばらくその圧を保ち，指を皮膚から離さずに徐々に圧を抜き，ふたたび圧を加える．これを何度か繰り返す圧法である．片手母指圧あるいは重ね母指圧で行う．

8．振動圧法

　手指，手掌を用い，徐々に圧を加え一定の圧で持続させ，皮膚に密着させて5～10秒振動させる圧法である．片手，両手，両手重ねなどで行う．腹部などの施術に用いる．

9．手掌刺激圧法

　そろえた手指と手掌を用い，なで下ろす圧法である．両手掌を使い，交互に素早く「なで下ろす」やり方と，両手掌を重ねて「なで下ろす」2法がある．

G．運動操作（運動法）

　指圧施術後，身体各部の関節の可動性をよく観察して，できるだけ大きく可動性を高めたり，筋の硬化を防ぐ目的で行う．運動操作（運動法）を行う関節の運動方向をよく観察して，できるだけ大きく可動範囲を求めることが大切である．粗暴に扱わず，ゆっくり静かに行う．

H．指圧の心得

　恩師故浪越徳治郎は，いつもこのように話していた．
　　「指圧は，日本で発達し，世界に広まり，今や世界で指圧師が大いに活躍されております．」
　　「指圧のスローガン（前段）の，"指圧の心，母心"，これは指圧の思いやりの心です．（後段の）"押せば生命（いのち）の泉湧く"，これは指圧の科学です．…
　　指圧はいつごろからあったかと，よく質問を受けるんですが，指圧というものは，人類が地球の上に生存し始めたころからあったんですね．指圧という名前はありませんが，身体を押さえておった事実があるんですね．だから指圧を知らない人でも，頭が痛いというと頭に手をやる．歯が痛いというと，幼稚園の子どもでも，ママ歯が痛いといって，歯をおさえておりますね．腹が痛いというと腹に手がいっておりますね．痛いところに手を当てる．それで手当てという言葉がある．その手当てが遅れるから，手遅れというんですね．だから手入れとか，手当てとか行う．道具でも手入れをすると長持ちする．人間の身体もそうですね．」と．
　ここに人間が本来もつ心と技が述べられていて，指圧の本質の一端が伺われる．いずれ指圧も科学によってその機序が明らかにされるであろうが，人間に本来備わる自然治癒力，本能，原始感覚，さらには宇宙意識といった，一部科学で明らかにされてはいるが不可思

議で神秘的なところも包含し未来に開かれた世界にもつながる指圧 shiatsu に本書をとおして上達していただければ幸いである．

（参考文献）

浪越　徹：普及版　完全図解指圧療法．日貿出版社，1992．

石塚　寛編：指圧療法学―改訂第 1 版―．国際医学出版，2010．

指圧の術式

Ⅰ. 側臥位〔横臥位〕（マット）

A. 左 側

1. 頸 部

①前頸部

頸動脈洞（総頸動脈が内頸動脈と外頸動脈が分かれる分岐点）を1点目，そこから胸鎖乳突筋の内縁を，胸骨頭起始部まで4点に取り，1〜4点を1回ずつ，全3回押す．

＊3つの注意：①強く押さない，②長く押さない，③はずみをつけて押さない

患者	施術者	指の使い方	圧の方向
左上の側臥位〈左側臥位〉で，左手は患者自身の殿部に置き，右手は前方90度に出し，左足は膝と股関節を曲げて前方におろし，右足は上体の延長で真っ直ぐに伸ばす．	患者の背部に位置をとり，左膝を着き，右膝を立て，腰を上げる．左膝は腰の位置に着く．左手は患者の体を越えて，患者の腹部前方に手掌で着く．	右母指（片手母指圧）で押し，右四指は頸部の後ろ側で支えとする．	頸椎の棘突起の方向へ押す（この場合，ほぼ水平方向に押す）．

患者の姿勢と，施術者の姿勢と位置

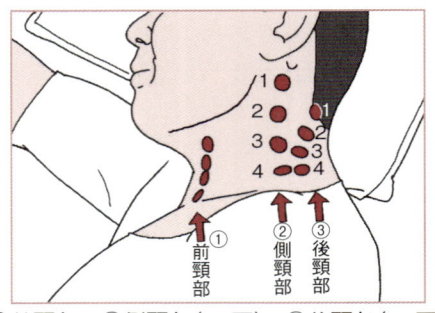

①前頸部・②側頸部（91頁）・③後頸部（92頁）　　前頸部4点目

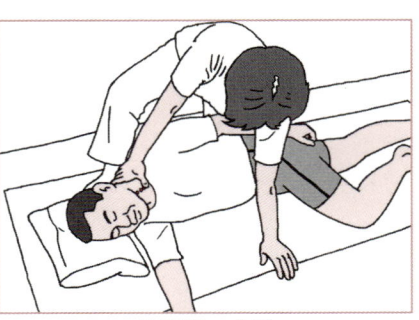

②側頸部

側頭骨乳様突起の下縁の直下を1点目，そこから第6または第7頸椎横突起の高さ（頸部の付け根）を4点目とし，1〜4点を1回ずつ，全3回押す．

患　者	施術者	指の使い方	圧の方向
①の前頸部（p.90）と同様．	①の前頸部の位置より，前方に位置を取り，左膝を着き，右膝を立て，腰を上げる．左膝の着く位置は，肩甲間部で，右足の踵が，枕の前方の角に着く．	右母指の上に左母指を重ねる（重ね母指圧）．左四指は小指球が患者の鎖骨に触れるようにする（首をしめないようにする）．右四指は頸部の後側に回す．	面に対して垂直に押す．1点目は斜め上方に押し，2・3点目は垂直に，4点目だけは施術者の上体を少し前方に出して手前に押す．

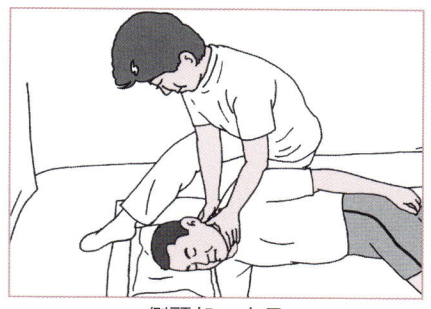

側頸部1点目 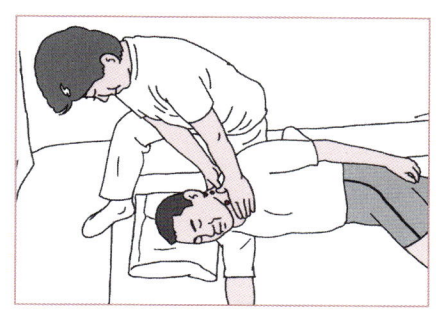　　　側頸部4点目

③項窩部（延髄部）

項窩の中央1点を3回押す．

患　者	施術者	指の使い方	圧の方向
①の前頸部（p.90）と同様であるが，顔を少し伏せぎみにする．	②の側頸部と同様の位置と姿勢．	左手掌は前額部に支えとして置き，右母指を縦に使って押す． 右手の四指は，首の方へまわす．	眉間の方向に押す．

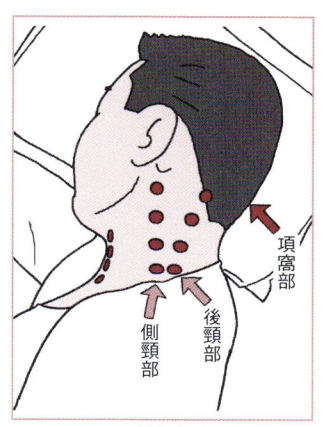

項窩部　　側頸部　後頸部

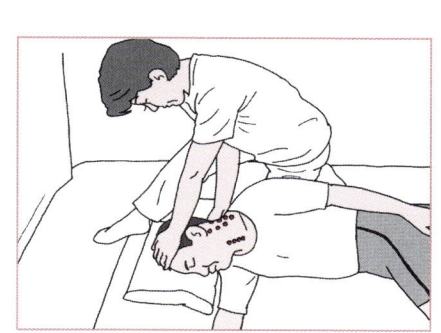

項窩部　　項窩部（延髄部） 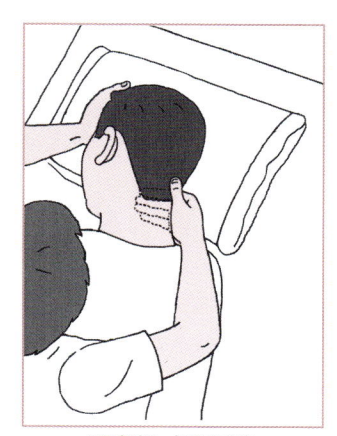　　項窩部（延髄部）

④後頸部

項窩部と側頸部の中点，頭蓋骨直下を1点目，4点目を前頁②の側頸部4点目の1点後方とし，1～4点を1回ずつ，全3回押す．

※側頸部と平行にポイントを4点取ると，頸椎棘突起を押すおそれがあるため，側頸部のラインとやや V 字型になるようポイントを取る．

患者	施術者	指の使い方	圧の方向
③の項窩部（p.91）と同様．	②の側頸部と同様．	②の側頸部と同様．	②の側頸部と同様．

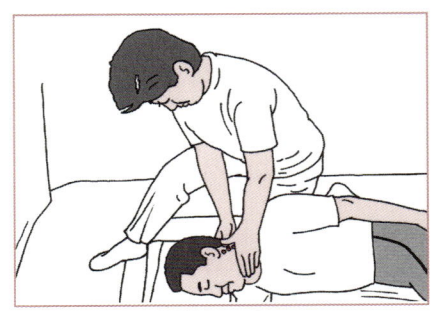

後頸部2点目 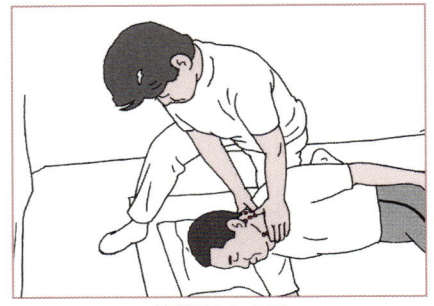　　　　　後頸部4点目

2．肩背腰部

①肩甲上部

側頸部4点目の1点肩寄りの肩甲挙筋にポイントを取り，1点を3回押す．

患者	施術者	指の使い方	圧の方向
1-①の前頸部の姿勢（p.90）から，患者の腕を前方に下ろす．	頭側に位置を取り，右膝を着き，左膝を立て，腰を上げる． ・右膝の着く位置は，枕に付くくらい近くで，左足の位置は背部側に置く．	背部側の左母指を下に右母指を重ねる（重ね母指圧）． ・この時，前側の右母指を下に重ねると，首をしめるような感じになるので注意． ・右四指にも注意．	肩甲挙筋のこりをとらえて，斜め前下方に押す．

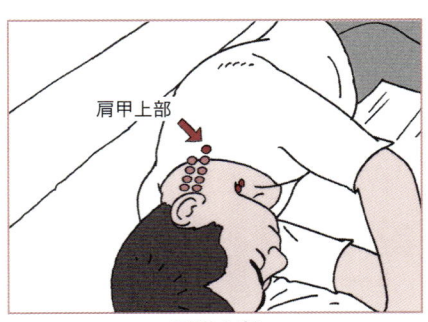

肩甲上部 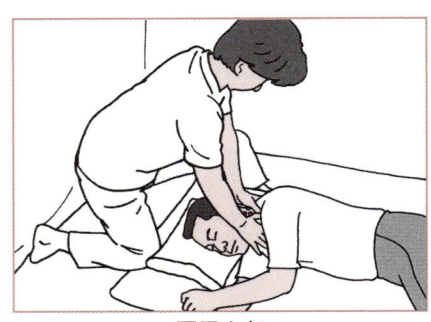　　　　　肩甲上部

②肩甲間部

第7頸椎と第1胸椎の間を1点目,第7胸椎棘突起の高さ(肩甲骨下角平面の高さ)を5点目とする.

- 1列目:棘突起と脊柱起立筋の一番もり上がった所の間(脊柱起立筋内縁)を押す.1～5点を1回ずつ,全3回押す.
- 2列目:脊柱起立筋の1番もり上がった所を押す.1～5点を1回ずつ,全3回押す.
- 3列目:肩甲骨の内側縁に沿って肩甲骨上角の高さから肩甲骨下角に向かって,1～5点を1回ずつ,全3回押す.

患者	施術者	指の使い方	圧の方向
下ろしている左肘が,マットに着くように,少し前に傾ける. その時,マットに着いている右肩を,少し後ろに引くとよい. ・五十肩などで,斜めにできない(少し後ろに引けない)時は無理をしない.	背部で枕寄りに少し斜めに正座する. ・1,2点目に直角に圧を加えることができるようにこの位置を取る. ・圧が加えにくい時は,両膝を着き,つま先を立てる. ・もっと圧がほしい時は,左膝を着いて,右膝を立てる.その時,左膝は肩甲間部に着き,右足は頭部の上方に置き,腰を上げる.	右母指の上に左母指を重ねる(重ね母指圧).	面に対して垂直に押す.

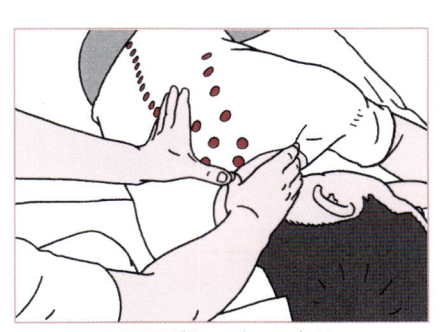

肩甲間部1列・1点目

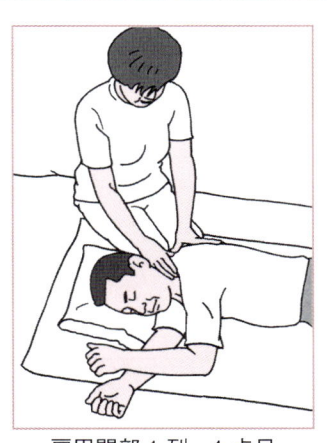

肩甲間部1列・1点目

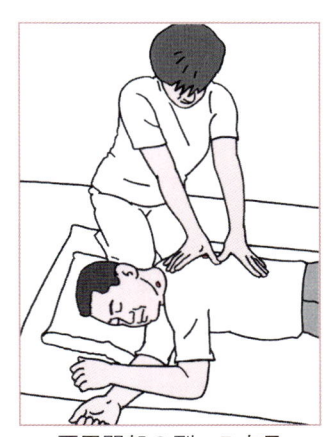

肩甲間部3列・5点目

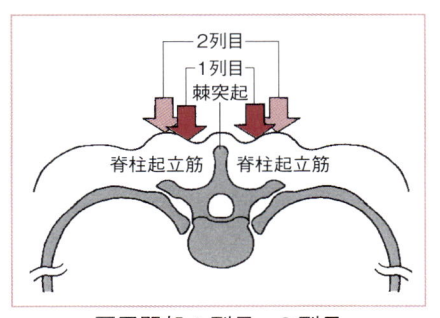

肩甲間部1列目・2列目

- もっと圧がほしいときは，左脚立ち位・右足立ち位にする．

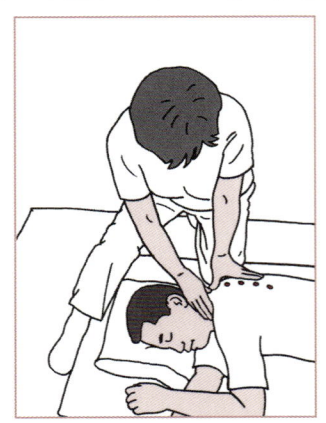

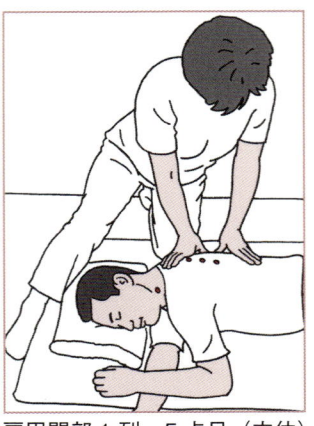

肩甲間部1列・1点目（立位）　　肩甲間部1列・5点目（立位）　　肩甲間部3列・5点目（立位）

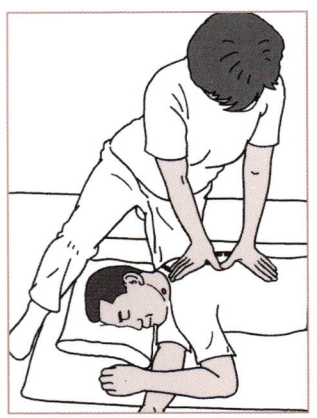

③肩甲下部〜腰部

　肩甲間部1列目の5点目（第7胸椎棘突起の高さ，肩甲骨下角平面の高さ）を1点目，第5腰椎の高さを10点目とし，脊柱起立筋内縁の10点を1回ずつ，3回押す．臨床的には2列目も押すが，浮肋骨などを押さないように注意する．最後に10点目を3回押す．

- 胸椎・腰椎の棘突起を押さないように注意する．

患　者	施術者	指の使い方	圧の方向
②の肩甲間部（p.93）と同様．	頭部側に向き，左膝を着き，右膝を立て，腰を上げる．左膝の着く位置は，殿部の後ろ．	右母指の上に左母指を重ねる（重ね母指圧）．	面に対して垂直に押す．

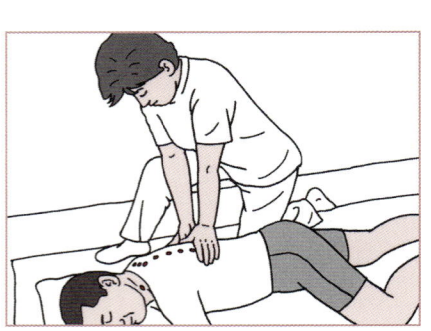

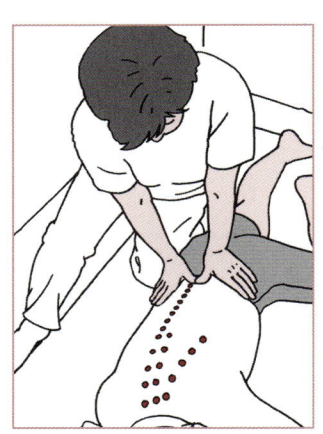

肩甲下部〜腰部1点目　　　　　肩甲下部〜腰部10点目

④掌　圧

肩甲間部，肩甲下部，腎臓部，腰部の順に1〜4点を1回ずつ，計2回，掌圧する．

患　者	施術者	指の使い方	圧の方向
②の肩甲間部（p.93）と同様．	②と同様の位置，姿勢で，左手を患者の殿部に軽く置き，右手掌で押す．	5本の指は，きれいにそろえて，薬指と小指の間に棘突起が触れるようにする．	面に対して垂直に押す．

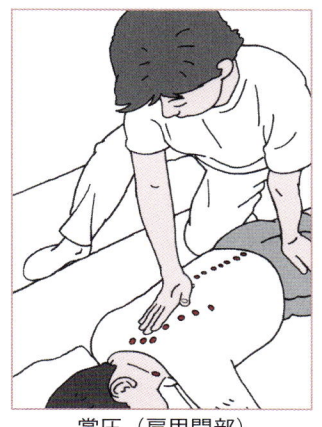

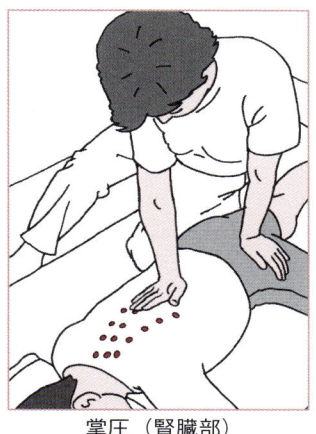

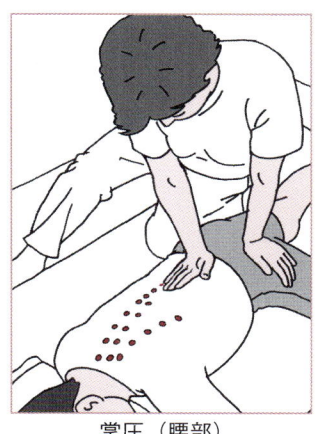

掌圧（肩甲部）　　　掌圧（腎臓部）　　　掌圧（腰部）

⑤なで下ろし

肩甲下部〜腰部まで手掌で2回なで下ろす．腰で止める．

患　者	施術者	指の使い方	圧の方向
②の肩甲間部（p.93）と同様．	④の掌圧と同様の位置，姿勢．	④と同様．	面に対して垂直に少し圧を加えて，なで下ろす．

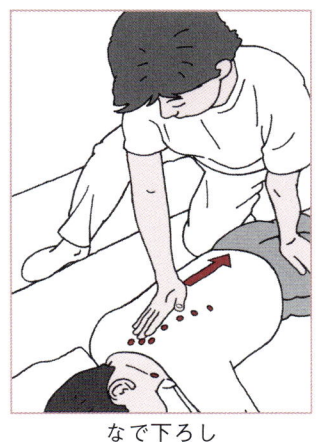

なで下ろし

B．右　側

頸肩背腰部すべて左側臥位と同様であるが，膝の着き方（左右），膝の立て方（左右），母指および母指の重ね方（左右）は左側と反対になる．

Ⅱ．伏臥位〔腹臥位〕（マット）

A．正　中

1．頭項部

①後頭部

正中線上で矢状縫合とラムダ縫合の交点を1点目，外後頭隆起を3点目とし，1～3点を1回ずつ，全3回押す．

患　者	施術者	指の使い方	圧の方向
伏臥位になり，前額部を枕に着け，肩関節を90°に外転し，肘関節を90°に屈曲させる． ・肩関節に障害があり，その姿勢が辛い場合は，上肢を下げてもよい．	右膝を患者の左腋窩近くに着き，左膝を立て，腰を上げる． 　その時左足は，患者の前腕か手の横に置く．	両母指を八の字に接する（両手母指圧）．両手の四指は側頭部に置き，支えとする．	面に対して垂直に押す．

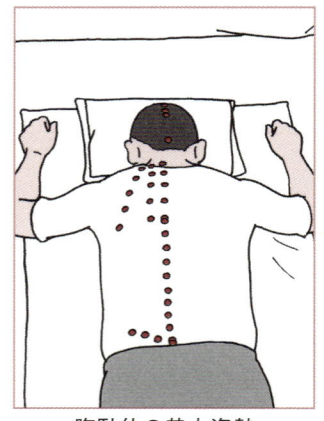

腹臥位の基本姿勢 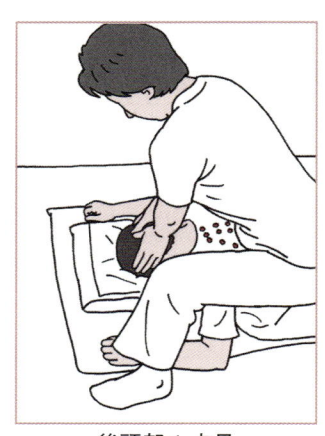　　　　後頭部1点目 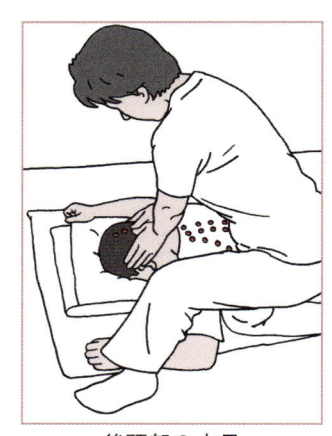　　　　後頭部3点目

②項窩部（延髄部）

項窩の中央を1点3回押す．

患者	施術者	指の使い方	圧の方向
①の後頭部（p.96）と同様．	同じく①と同様．	右母指の上に左母指を重ねる（重ね母指圧）．左右の四指は首の方にまわす．	眉間の方向に押す．

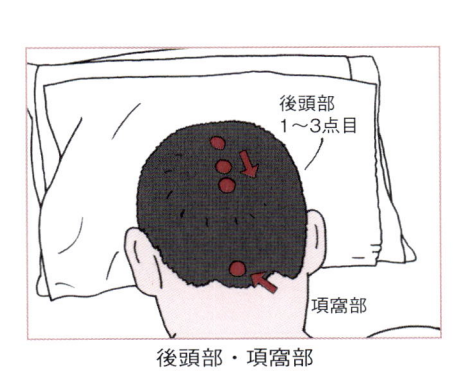

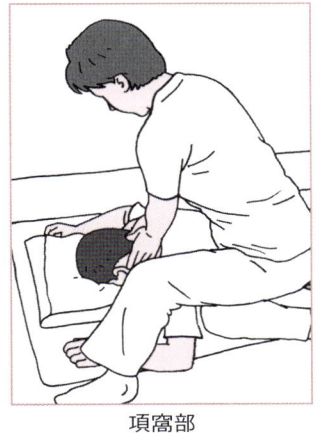

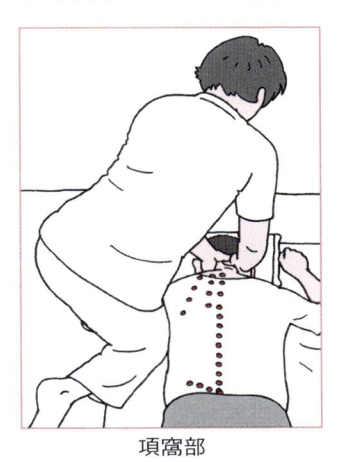

後頭部・項窩部

項窩部

項窩部

B．左右両側

①後頸部

側頸部と項窩部の中間，後頭骨下縁を1点目，側臥位の側頸部4点目の1点後ろを3点目とし，1～3点を1回ずつ，全3回押す．

患者	施術者	指の使い方	圧の方向
A-1-①の後頭部（p.96）と同様．	A-1-①の後頭部と同様であるが，左手掌は頭頂部に軽く置く．	母指と四指の対立圧（右母指は頸部の左側．右四指は頸部の右側を同時に押す）．	頸部の中心に向けて押す．

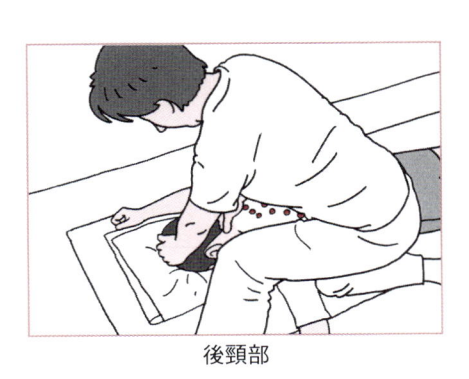

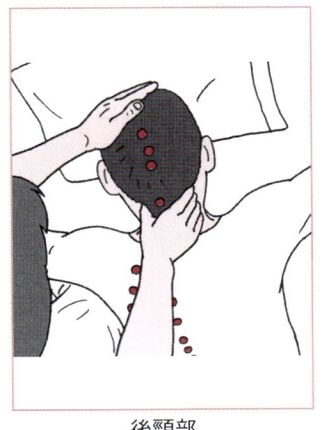

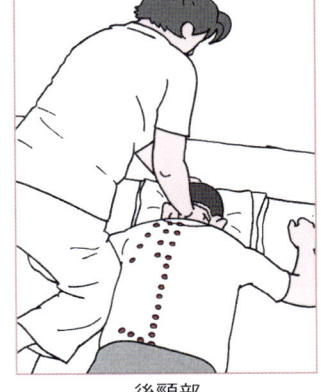

後頸部

後頸部

後頸部

C．左　側

1．肩背部，腰部

①肩甲上部

側頸部第4点目の1点肩寄り（A-2-①）に肩甲挙筋のこりをとらえて，1点を3回押す．

患　者	施術者	指の使い方	圧の方向
A-1-①の後頭部（p.96）と同様伏臥位であるが，枕をはずし，顔のみ左に向ける	患者の頭側に頭に向かって正座し，足首を軸に右側に45°回転する． 右手は斜め前方に手を着き，左母指で押す．低い姿勢をとる．	左母指で押す．左の四指は中指が胸椎の棘突起に触れるように置き，支えとする．	第7胸椎棘突起の高さで体幹の中心の方向に押す．

肩甲上部

肩甲上部

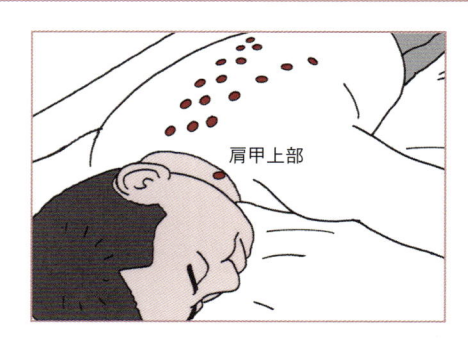

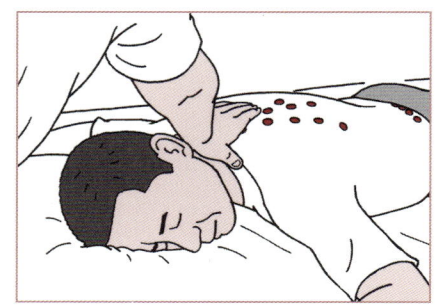

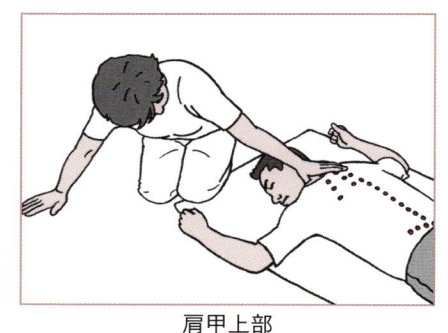

②肩甲間部

第7頸椎と第1胸椎の間を1点目，第7胸椎棘突起の高さ（肩甲骨下角の高さ）を5点目とする．

　1列目：棘突起と脊柱起立筋の一番もり上がった所の間（脊柱起立筋内縁）を押す．1～5
　　　　点を1回ずつ，全3回押す．
　2列目：脊柱起立筋の一番もり上がった所を押す．1～5点を1回ずつ，全3回押す．
　3列目：肩甲骨の内側縁に沿って肩甲骨上角の高さから肩甲骨下角に向かって，1～5点
　　　　を1回ずつ，全3回押す．

Ⅱ．伏臥位〔腹臥位〕（マット）

患　者	施術者	指の使い方	圧の方向
①の肩甲上部（p.98）と同様．	右膝を着き，左膝を立て，腰を上げる．右膝の着く位置は患者の左腋窩近くで，左足の着く位置は患者の頭部上方に置く． ・体の軸は患者に対して90°にする．	右母指の上に左母指を重ねる（重ね母指圧）．	面に対して垂直に押す．

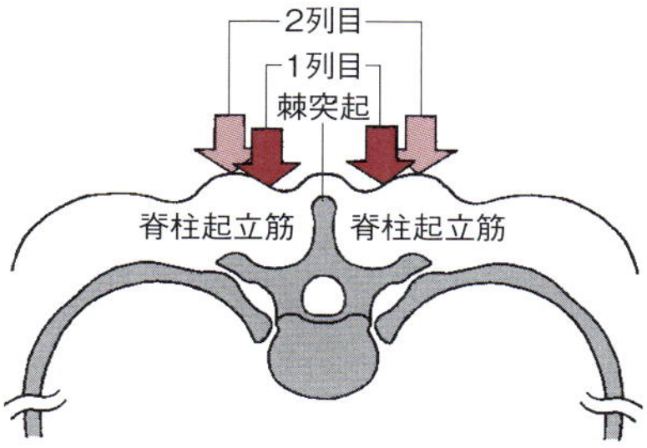

肩甲間部1列目・2列目（2列目／1列目／棘突起／脊柱起立筋）

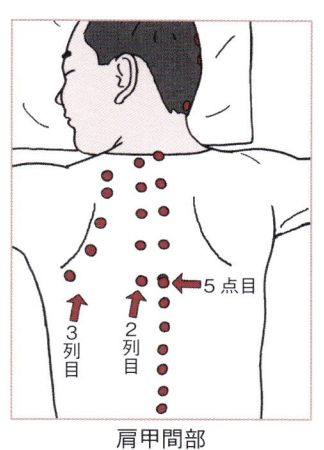

肩甲間部

3列目　2列目　5点目

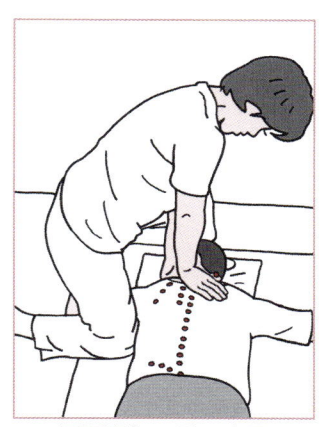

肩甲間部1列1点目

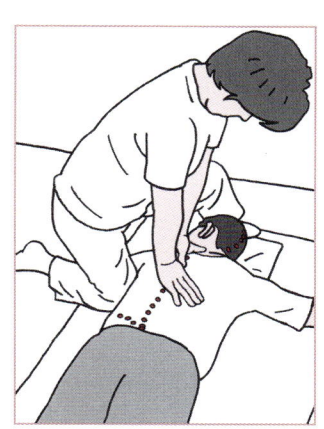

肩甲間部1列5点目

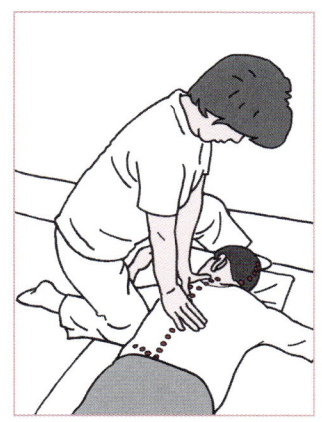

肩甲間部2列5点目

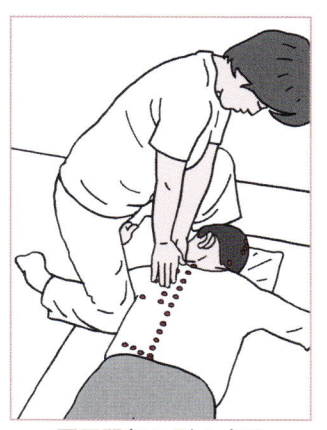

肩甲間部3列1点目

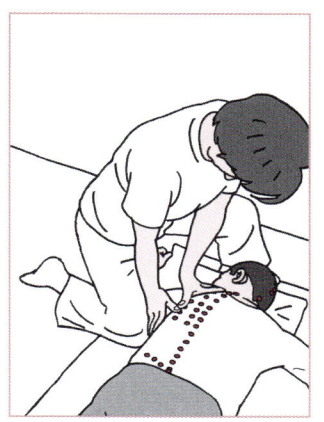

肩甲間部3列5点目

③肩甲下部〜腰部

　肩甲間部1列目の5点目（第7胸椎棘突起の高さ，肩甲骨下角の高さ）を1点目，第5腰椎の高さを10点目とし，脊柱起立筋の内縁を1〜10点を1回ずつ，全3回押す．臨床的には2列目も押すが，浮肋骨などに注意を要する．最後に10点目を3回押す．

- 胸椎，腰椎の棘突起を押さないように注意する．

患　者	施術者	指の使い方	圧の方向
①の肩甲上部（p.98）と同様．	頭部側を向き，右膝は患者の殿部の左側に着き，左膝を立て，腰を上げる． 左足は，患者の左肘の下に置く．	右母指の上に左母指を重ねる（重ね母指圧）．	面に対して垂直に押す．

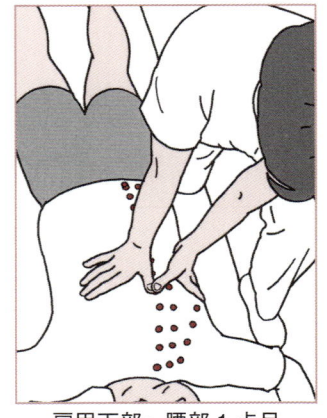

肩甲下部〜腰部 1 点目 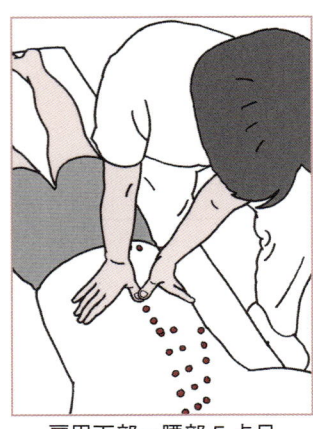　　肩甲下部〜腰部 5 点目 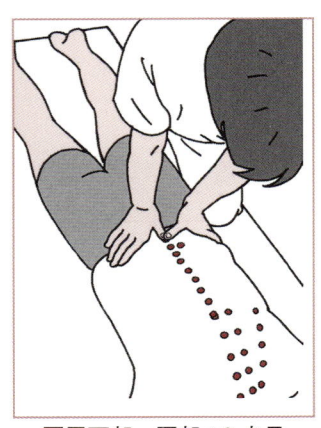　　肩甲下部〜腰部 10 点目

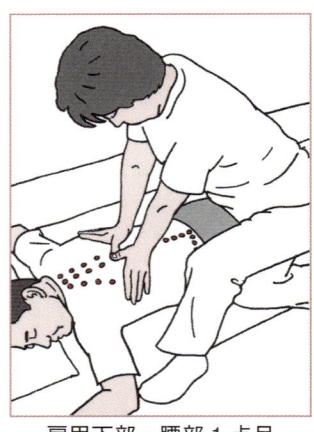

肩甲下部〜腰部 1 点目 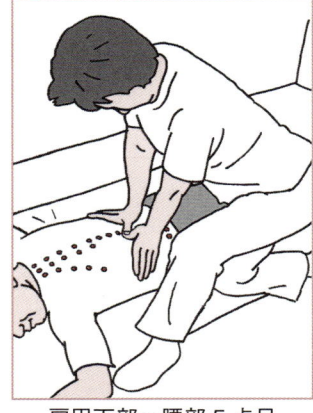　　肩甲下部〜腰部 5 点目 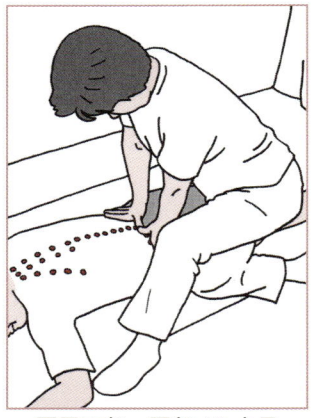　　肩甲下部〜腰部 10 点目

④腸骨稜上部

　肩甲下部〜腰部10点目の1点左外側を1点目とし，腸骨稜の上部を外側に3点とり，1〜3点を1回ずつ，全3回押す（腸骨を押さないように注意する）．

患　者	施術者	指の使い方	圧の方向
①の肩甲上部（p.98）と同様．	1-③肩甲下部〜腰部（p.100）と同様．	右母指の上に左母指を重ねる（重ね母指圧）．	面に対して垂直に押す．

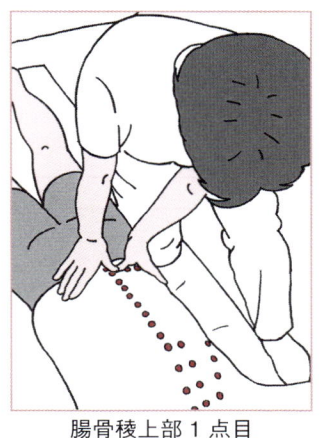

腸骨稜上部1点目 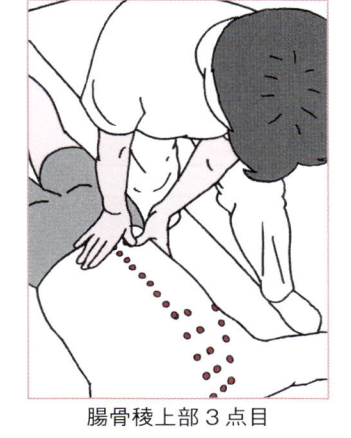　　　腸骨稜上部3点目

2．殿部，下肢

①仙骨部

　肩甲下部〜腰部の10点目の1点下を1点目として，下方に3点とり，1〜3点を1回ずつ，全3回押す．尾骨を押さえないように注意する．

患　者	施術者	指の使い方	圧の方向
1-①の肩甲上部（p.98）と同様．	1-③の肩甲下部〜腰部（p.100）と同様．	両母指を接する（両手母指圧）．	仙骨部の中央を面に対して垂直に押す．

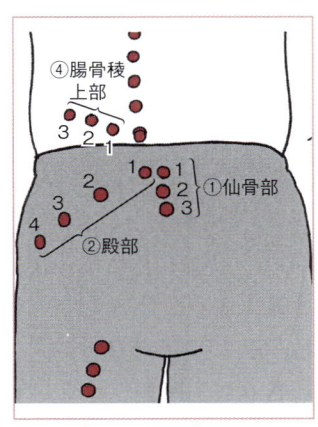

①仙骨部・②殿部 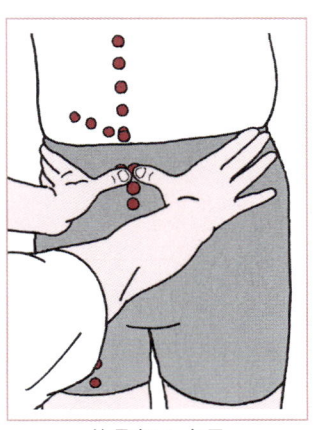　　　仙骨部1点目 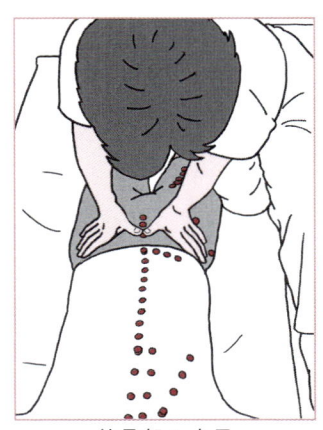　　　仙骨部1点目

② 殿　部

　仙骨部1点目の外方で，上後腸骨棘の外縁を1点目，大転子に触れる所を4点目として，1～4点を1回ずつ，全3回押す．

患　者	施術者	指の使い方	圧の方向
1-①の肩甲上部（p.98）と同様．	1-③の肩甲下部～腰部（p.100）の位置から少し下がり，患者の大腿部の左横に右膝を着ける．	左母指の上に右母指を重ねる（重ね母指圧）．	面に対して垂直に押す．

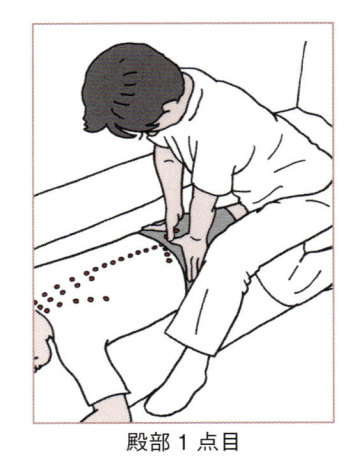

殿部1点目 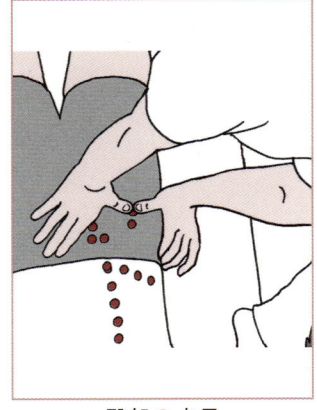　　　　殿部3点目 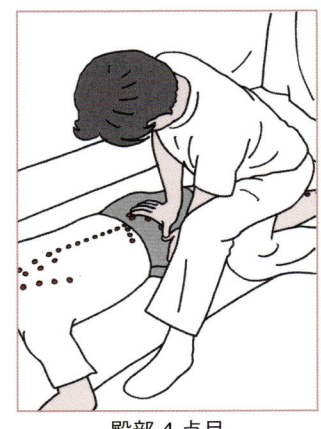　　　　殿部4点目

③ 殿部の圧点部（浪越圧点）

　上前腸骨棘と仙骨尖を結んだ線上で，上前腸骨棘から4分の1程度の部位の中殿筋の1点を3回押す．

患　者	施術者	指の使い方	圧の方向
1-①の肩甲上部（p.98）と同様．	殿部の真横に直角（90°）に正座する（患者左殿部側面に正対して正座する）．	右母指の上に左母指を重ねる（重ね母指圧）．両手の四指は仙骨の方に向いて，支える．	中殿筋をとらえて，少しこね上げるように押す（その時，中殿筋を逃がさない）．

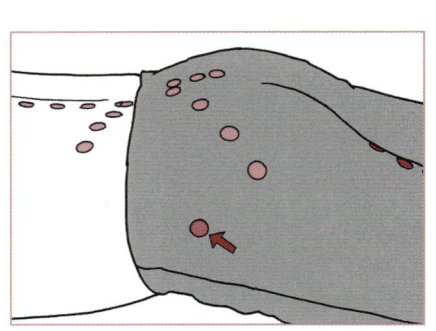

殿部の圧点部（浪越圧点） 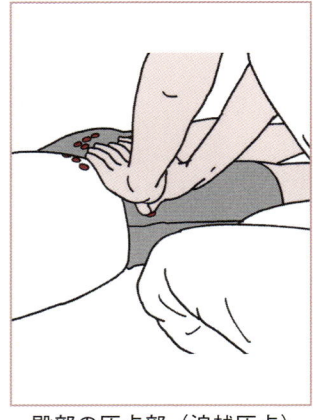　　殿部の圧点部（浪越圧点） 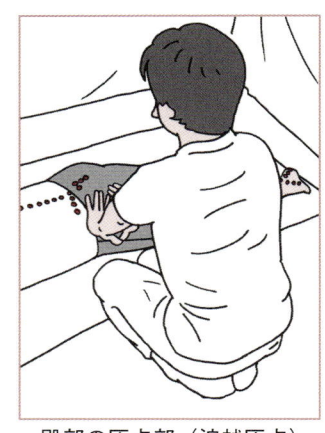　　殿部の圧点部（浪越圧点）

④大腿後側部

殿溝の所で坐骨結節の直下を1点目，膝窩横紋中央部の1点上を10点目とする．
1点目を3回押した後，1〜10点を1回ずつ，全3回押す．

患者	施術者	指の使い方	圧の方向
1-①の肩甲上部（p.98）と同様．	患者の頭部の方を向き，右膝をつき，左膝を立て，腰を上げる（p.100の1-③の体勢）．右膝の着く位置は，患者の膝の横か少し下がった下腿部とする．	左母指に右母指を重ねる（重ね母指圧）． ・右母指を下にすると患者大腿内側，陰部を刺激しがちなので注意．	面に対して垂直に押す．

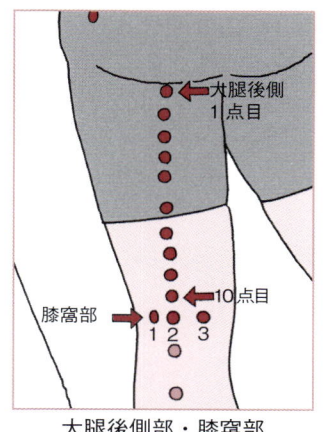

大腿後側部・膝窩部 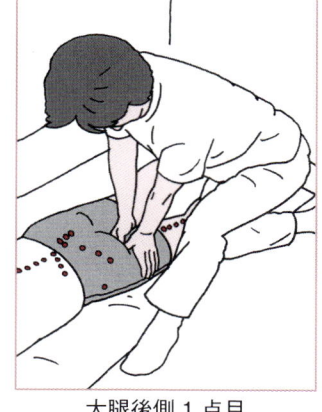　　大腿後側1点目 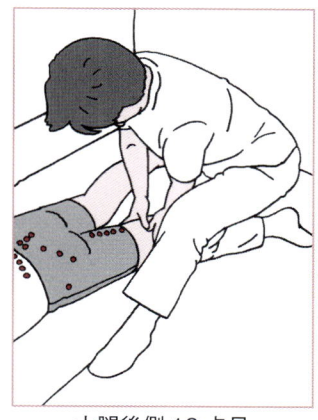　　大腿後側10点目

⑤膝窩部

膝窩横紋上で大腿二頭筋腱内縁を1点目とし，半腱様筋腱内縁まで，外側・中央・内側と3点1回ずつ，全3回押す．

患者	施術者	指の使い方	圧の方向
1-①の肩甲上部（p.98）と同様．	1-④と同様．	指先を開き気味の八の字に接する（両手母指圧）．	面に対して垂直に押す．

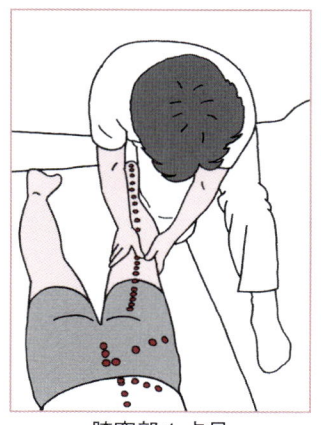

膝窩部1点目 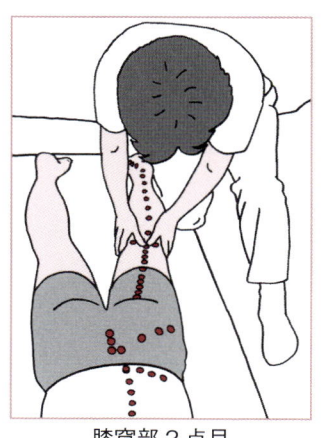　　膝窩部2点目 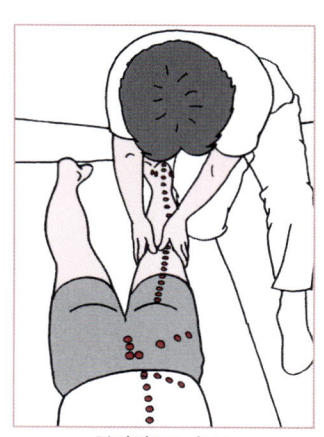　　膝窩部3点目

104　第3部　指圧

⑥下腿後側部

膝窩部2点目の1点下を1点目，踵骨の1点上（アキレス腱）を8点目とし，1〜8点を1回ずつ，全3回押す．

患　者	施術者	指の使い方	圧の方向
1-①の肩甲上部（p.98）と同様．	1-④の腸骨稜上部（p.101）より下がった位置．	母指を八の字に接する（両手母指圧）．	面に対して垂直に押す．

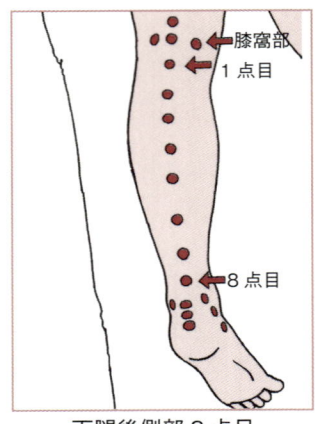

下腿後側部8点目 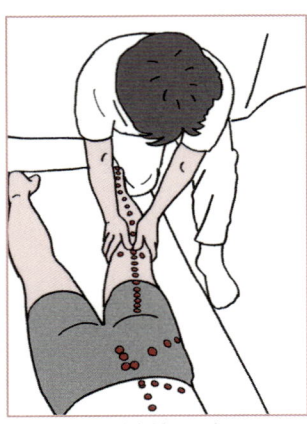　　下腿後側部1点目 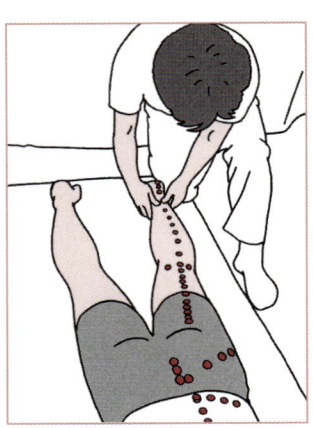　　下腿後側部8点目

⑦下腿後側部（大づかみ）

下腿部の腓腹筋を大きくつかみ，6点3回．

患　者	施術者	指の使い方	圧の方向
1-①の肩甲上部（p.98）と同様．	下腿部に対して直角（90°）に正座する．	母指と四指の対立圧．両母指は外側頭，両四指は内側頭を押す． ・わしづかみにならないように注意．	腓腹筋の中心に向かって押す．

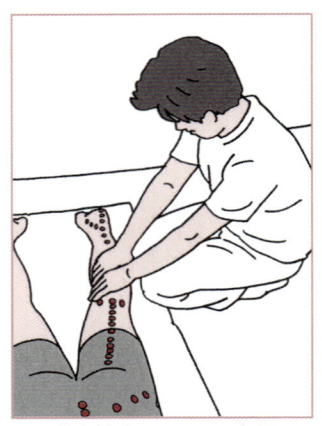

腓腹筋大づかみ2点目 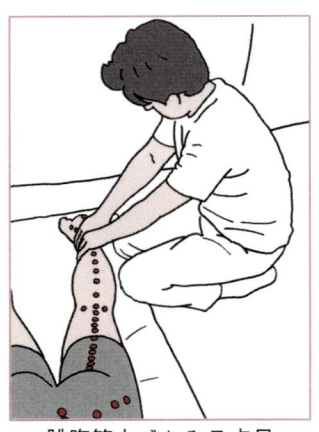　　腓腹筋大づかみ7点目 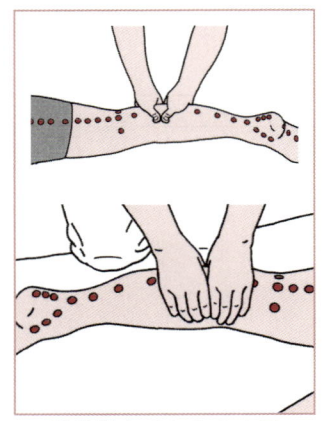　　腓腹筋大づかみ6点目

⑧踵骨隆起部

　踵骨隆起部の向こう側，中央，手前と3点を順にアキレス腱を伸ばす要領で1回ずつ，全3回押す．

　その時，四指は足背を支え，足先がマットに軽く触れる程度に持ち上げる．

患　者	施術者	指の使い方	圧の方向
1-①の肩甲上部（p.98）と同様．	足先を向いて，正座する．	母指を八の字に接する（両手母指圧）．	アキレス腱が伸びる方向．

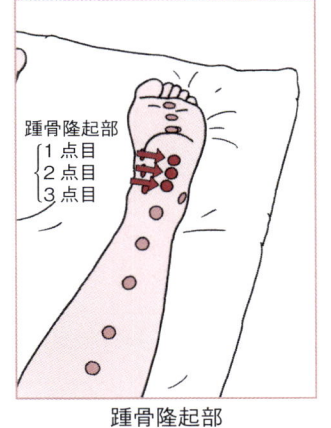

踵骨隆起部

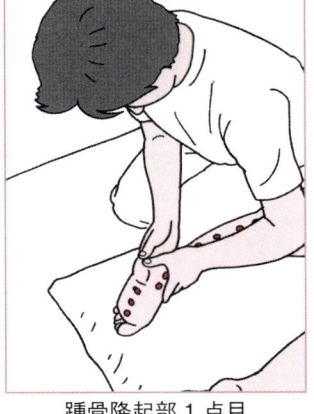

踵骨隆起部1点目

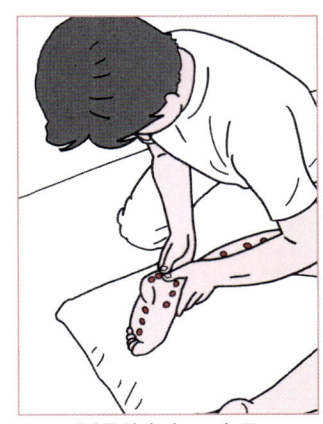

踵骨隆起部3点目

⑨踵骨両側部

　踵骨と外果，踵骨と内果の間の溝を手前のアキレス腱側から足底に向かい3点に1回ずつ，全3回押す．

患　者	施術者	指の使い方	圧の方向
1-①の肩甲上部（p.98）と同様．	1-⑧の踵骨隆起部と同様．	片手母指圧（両手の四指は足底で重ね支えとする）であるが，それぞれ左右の母指で押す．右母指は外果側，左母指は内果側．	面に対して垂直に押す．

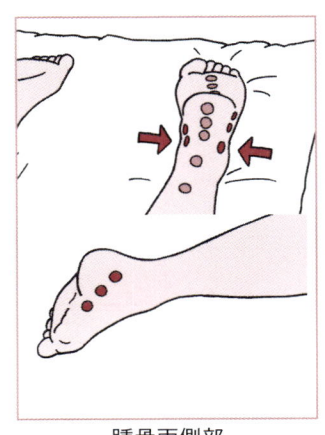

踵骨両側部

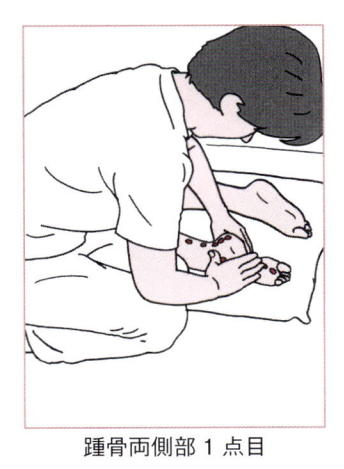

踵骨両側部1点目

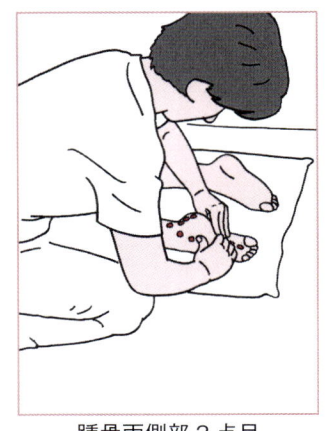

踵骨両側部3点目

106　第3部　指圧

⑩足底部

第2趾と第3趾の付け根を1点目とし，踵骨まで4点に1回ずつ，全3回押す．最後に3点目を3回押す．

患　者	施術者	指の使い方	圧の方向
1-①の肩甲上部（p.98）と同様．	足先を向いたまま，左膝を着き，右膝を立て，腰を上げる． 左膝の位置は，踵骨の位置．	母指を八の字に接する（両手母指圧）．最後の3点目の時は母指を重ねる（重ね母指圧）（どちらが下でもよい）．	面に対して垂直に押す．

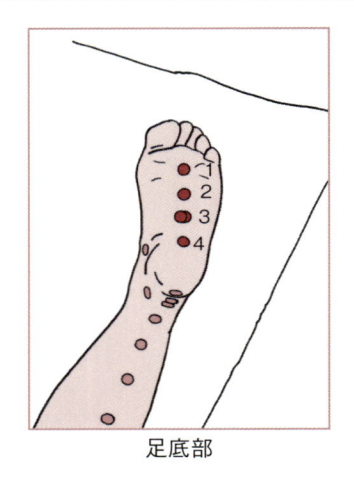

足底部

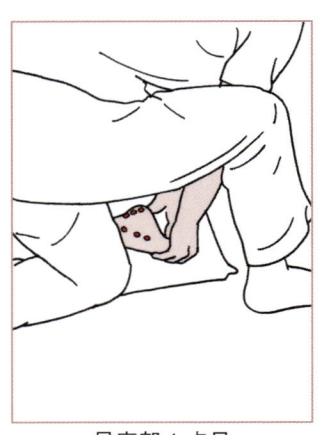

足底部1点目

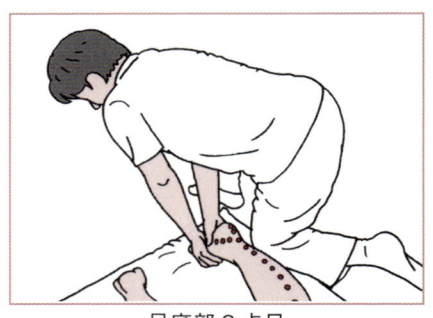

足底部3点目

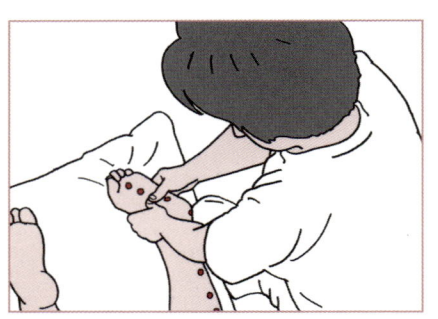

足底部3点目

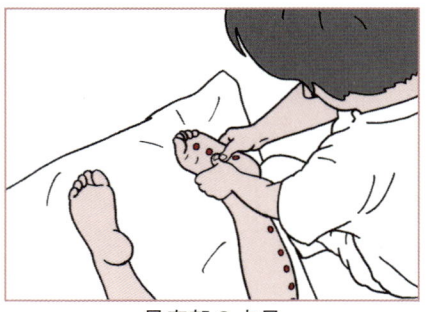

足底部3点目

D．右　側

　肩・背・腰・殿・下肢部，すべて「Ⅱ．伏臥位のC．左側」（p.96〜）と同様であるが，膝の着き方（左右），膝の立て方（左右），母指および母指の重ね方（左右）はそれぞれ左側と反対にし，仙骨部は省略する．

E．左右両側・正中

1．背部調整

①肩甲骨部

　左右の肩甲骨に左右の手掌を置き，密着させ，左側から輪状掌圧の外回しを3回，その後，右側を3回，その後，左右両側同時に5回行う．

患　者	施術者	指の使い方	圧の方向
C-1-①の肩甲上部（p.98）と同様．	患者の右側に位置し，肩甲下部〜腰部の位置を取る． 左膝を着き，右膝を立て，腰を上げる．左膝は殿部の横に着く．	5本の指をそろえて，手掌で押し，輪状掌圧する． ・輪状掌圧は手掌は滑らせずに密着させ行う．	面に対して垂直に押す（あまり強くなくてよい）．

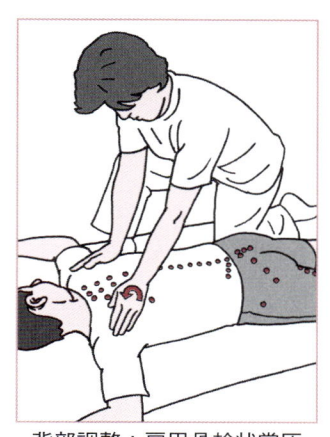

背部調整：肩甲骨輪状掌圧

②側胸部〔後背部〕

第7胸椎辺りの高さに左右の手掌を密着させて，10回上下させる（5往復する）．

患者	施術者	指の使い方	圧の方向
①の肩甲骨部（p.107）と同様．	①の肩甲骨部（p.107）と同様．	左右とも，母指だけ離し，四指はきれいにそろえて側胸部側に向くようにする． ・手掌は滑らせずに密着させ，上下させる．	面に対して垂直に軽く押しながら，上下させる．

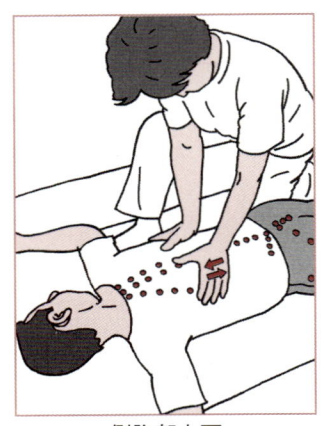

側胸部上下

③殿　部

肩甲骨の輪状掌圧と同様に，左右の殿部に左右の手掌を置いて，密着させ，左側から輪状掌圧外回しを3回，右側を3回，その後，左右同時に5回行う．

患者	施術者	指の使い方	圧の方向
①の肩甲骨部（p.107）と同様．	①とほぼ同様であるが，少し下がった位置をとる（左膝が大腿部）．	5本の指をそろえて，手掌で押し，輪状掌圧する．	面に対して垂直に押す．

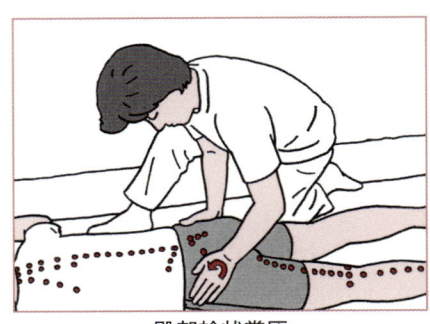

殿部輪状掌圧

④脊柱［横突起］調整

両手掌を並べて，手掌のくぼんだ所を棘突起に軽く置き，向こう側，手前側，向こう側，手前側と2往復を6点（1点目の第7頸椎から第6点目の第5腰椎まで）1回押す．

1点目の時，右小指球が第7頸椎に触れるように手を置く．

6点目の時，左小指球が第5腰椎に触れるように手を置く．

患　者	施術者	指の使い方	圧の方向
①の肩甲骨部（p.107）と同様．	患者の右脇に直角に位置を取り，両膝を着いて腰を上げる．	5本の指をそろえ，両手掌を並べる．指先は患者の左側に向ける．	面に対して垂直に軽く押し，向こう側，手前側，向こう側，手前側と押す．

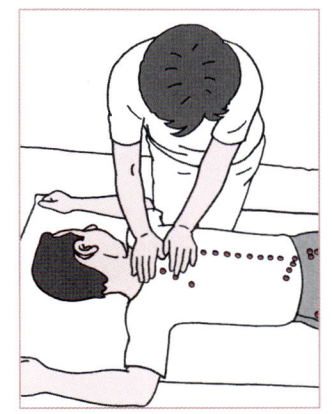

脊柱［横突起］1点目 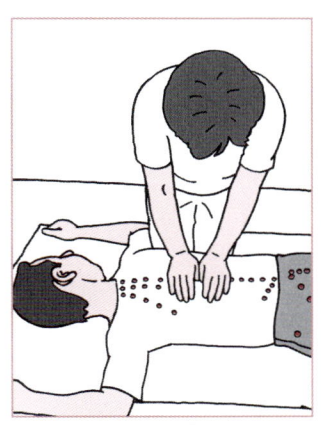　　脊柱［横突起］3点目 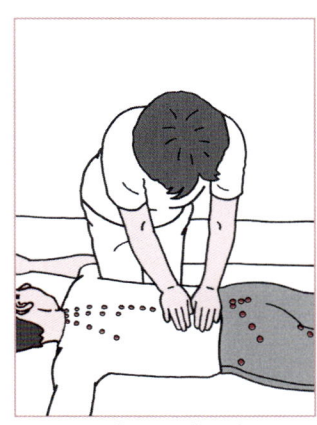　　脊柱［横突起］6点目

⑤ 脊柱［棘突起］調整

胸椎（肩甲間部の高さ）から第5腰椎までの棘突起を押す．

患　者	施術者	指の使い方	圧の方向
①の肩甲骨部（p.107）と同様．	肩甲間部〜腰部を押す時の位置：左膝は患者の殿部右側に着き，右膝を立て，腰を上げる． 右足は患者の右肘の下に置く．	左手中指の指紋部を第7頸椎（隆椎）の棘突起に触れさせ，中指およびその延長の手掌が棘突起に触れるように置き，右手を十字に重ね，肩甲間部から腰部まで6点を1回ずつ，全2回押す（強く押しすぎないよう，また肋骨を痛めないように注意）．	面に対して垂直に押す．

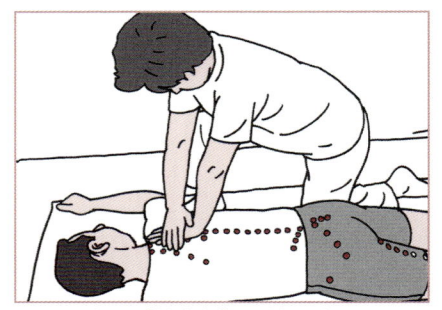

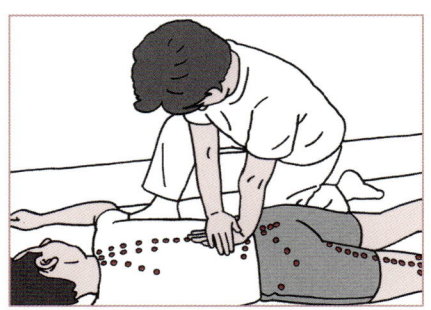

脊柱［棘突起］調整1点目　　　　脊柱［棘突起］調整6点目

⑥ 脊髄神経刺激法

胸椎から腰椎，仙骨部まで3回なで下ろす．

患　者	施術者	指の使い方	圧の方向
①の肩甲骨部（p.107）と同様．	上述の⑤の棘突起調整と同様．	左手中指の指紋部を第7頸椎（隆椎）の棘突起に触れさせ，中指およびその延長の手掌が，棘突起に触れるように置き，同じ方向に右手を重ねる．	面に対して垂直に軽く押し，なで下ろす．

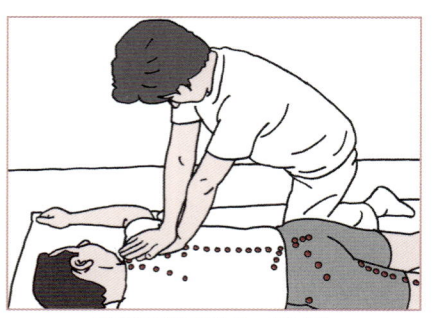

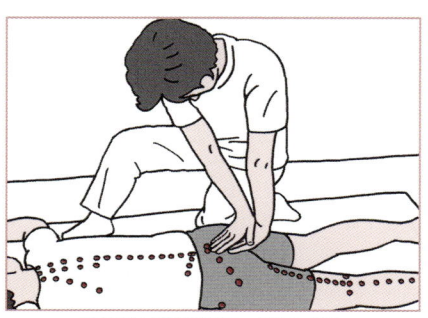

脊髄神経刺激法〈始め〉　　　　脊髄神経刺激法〈終わり〉

Ⅲ. 仰臥位〔背臥位〕（マット）

A. 左 側

1. 下 肢

①鼠径部

上前腸骨棘の内下方を1点目とし，恥骨のやや外方まで，鼠径靱帯上を3点，3回押す．

患 者	施術者	指の使い方	圧の方向
仰臥位で休む．	左膝を着き，右膝を立て，腰を上げる．左膝の着く位置は患者の膝の横，または，もう少し下がった下腿部の横にとる．左手は左膝の少し上の大腿部に，母指と四指は離して置く．	右手の母指球で押す．	面に対して垂直に押す．

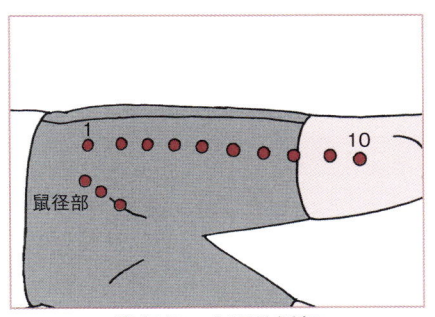

鼠径部，大腿前側部　　　　鼠径部

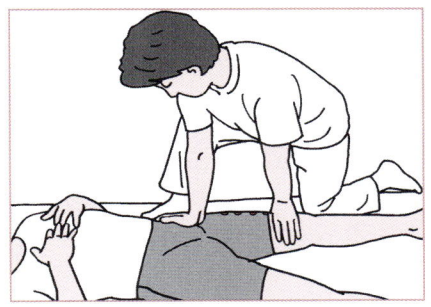

②大腿前側部

上前腸骨棘の直下を1点目, 膝蓋骨の1点上を10点目として1〜10点を1回ずつ, 全3回押す. やや外側に弓なりに押す（大腿直筋）.

患　者	施術者	指の使い方	圧の方向
1-①の鼠径部(p.111)と同様.	1-①の鼠径部(p.111)と同様.	右母指の上に左母指を重ねる（重ね母指圧）. ・左の四指は押圧時には動かさないよう注意.	面に対して垂直に押す.

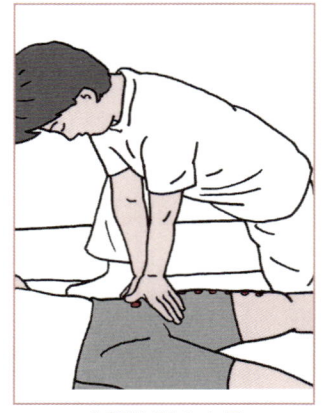

大腿前側1点目 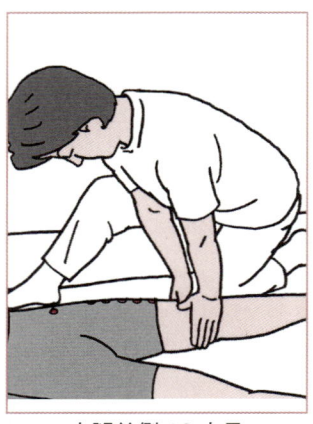　　　大腿前側10点目 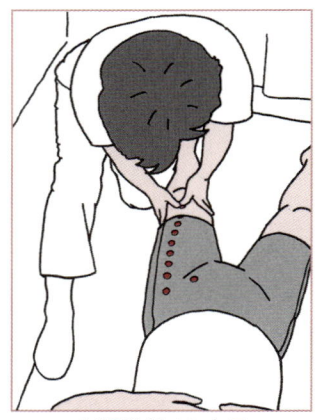　　　大腿前側10点目

③大腿内側部

恥骨直下の一番筋ばった筋肉（長内転筋）を1点目, 大腿骨内側上顆の1点上を10点目とし, 1〜10点を1回ずつ, 全3回押す.

患　者	施術者	指の使い方	圧の方向
①の鼠径部(p.111)と同様. 膝関節を90°に屈曲させる. 股関節を外旋させる.	①と同様.	右母指を下に重ねる（重ね母指圧）. ・左母指を下にすると左の示指が大腿内側や陰部を刺激しやすいので注意.	面に対して垂直に押す.

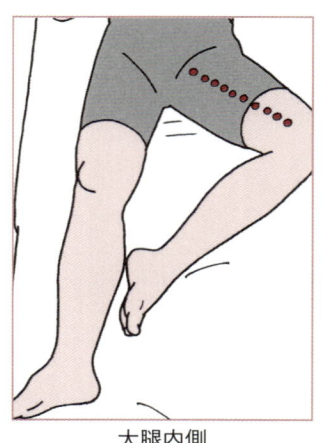

大腿内側 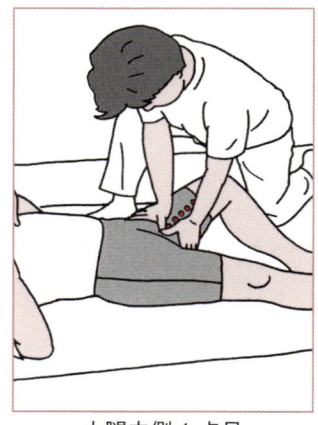　　　大腿内側1点目 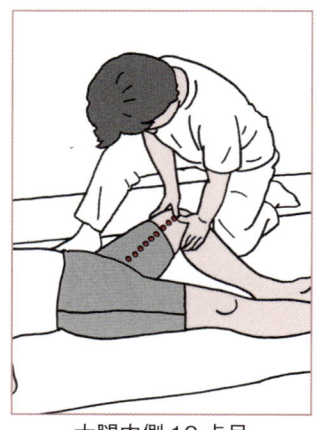　　　大腿内側10点目

④大腿外側部

大転子の下縁を1点目，大腿骨外側上顆の上縁を10点目とし，1〜10点を1回ずつ，全3回押す．

患　者	施術者	指の使い方	圧の方向
①の鼠径部（p.111）と同様．	大腿部に対して直角に正座する．	母指を接する両手母指圧．両手の四指は大腿の前側から内側にかけて支える．	面に対して垂直に押す．

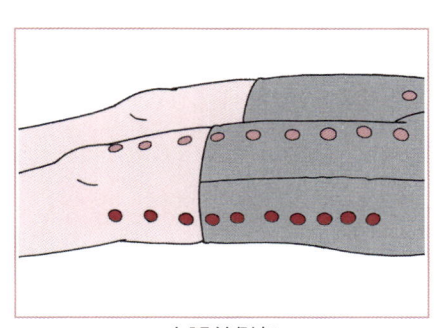

大腿外側部

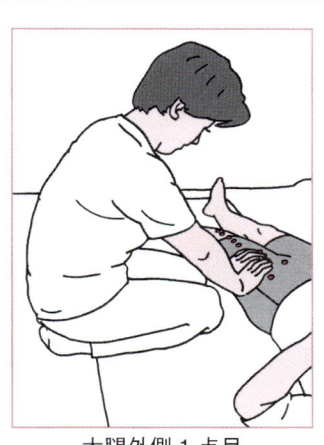

大腿外側1点目

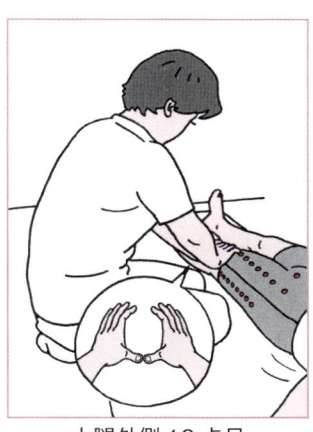

大腿外側10点目

⑤膝蓋骨周囲部

膝蓋骨の外側下端を1点目，膝蓋骨内側下端を3点目とし，左母指で下腿側を各1点ずつ，次に右母指で大腿側を各1点ずつ，下腿側，大腿側と交互に3回押す．

患者	施術者	指の使い方	圧の方向
①の鼠径部（p.111）と同様．	膝に向かって直角に位置し，正座する．	片手母指圧（膝蓋骨を包むように手を置く）．	面に対して垂直に押す（膝蓋骨の裏側に向かっては押さない）．

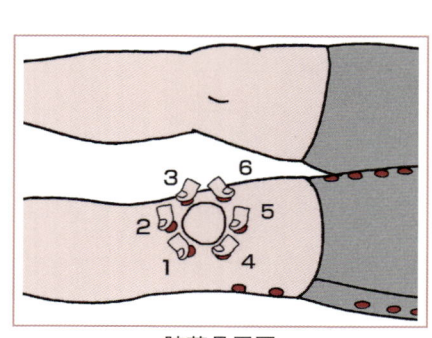

膝蓋骨周囲

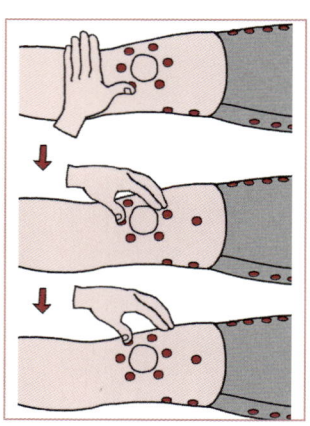

膝蓋骨周囲部　下腿側3点

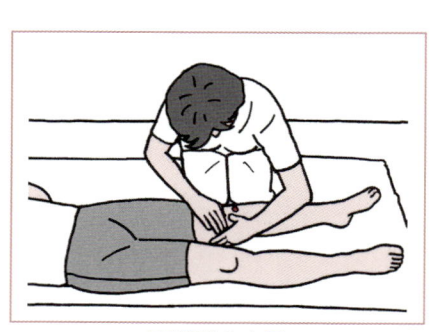

下腿側3点目

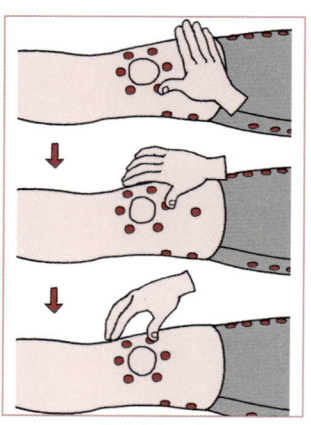

大腿側3点

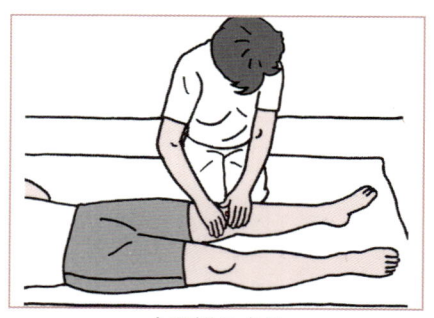

大腿側2点目

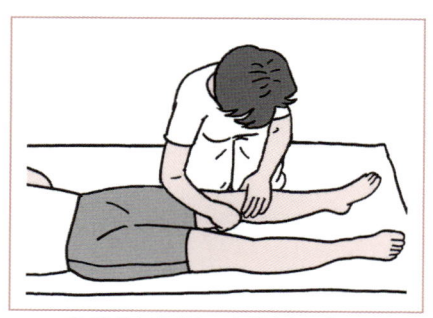

膝蓋骨周囲部　大腿側3点目

Ⅲ．仰臥位〔背臥位〕（マット）　115

⑥**下腿前側部**

　脛骨粗面の外方の陥凹部を 1 点目，足関節の 1 点手前を 6 点目とし，1 点目を 3 回押した後，1～6 点を 1 回ずつ，全 3 回押す．

患　者	施術者	指の使い方	圧の方向
①の鼠径部（p.111）と同様．	下腿前側部に対して，直角に正座する．	左母指下の重ね母指圧．両手の四指は下腿内側に置き支える．	面に対して垂直に押す．

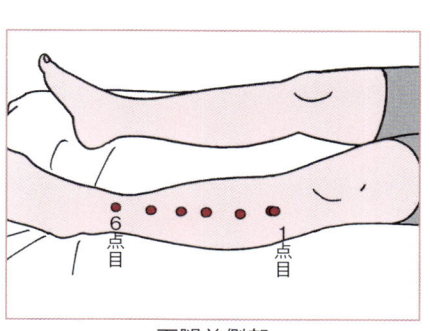

下腿前側部 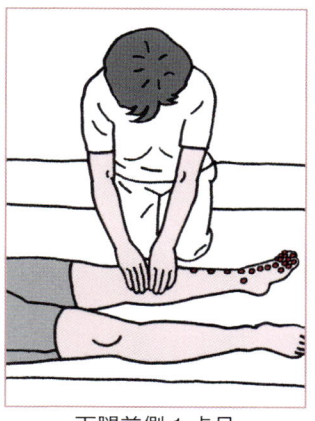　　　　下腿前側 1 点目 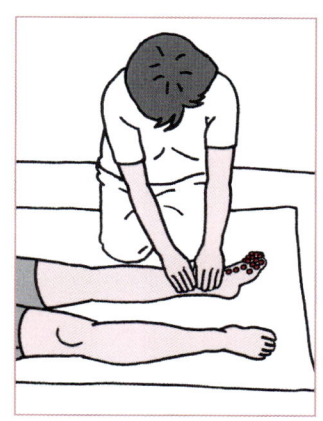　　　　下腿前側 6 点目

⑦**足関節部**

　足関節前面で外果の前縁を 1 点目，内果の前縁を 3 点目とし，1 点ずつ，全 3 回押す．

患　者	施術者	指の使い方	圧の方向
①の鼠径部（p.111）と同様．	足先の方を向いて正座．	左手は足指を支え，右母指（片手母指圧）を縦にして押す．	面に対して垂直に押す．

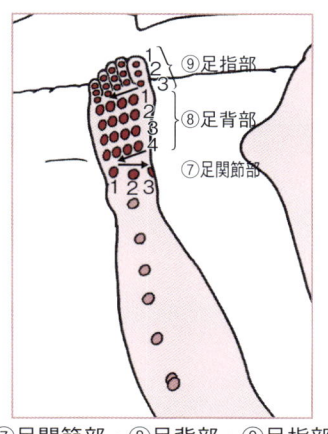

⑦足関節部・⑧足背部・⑨足指部 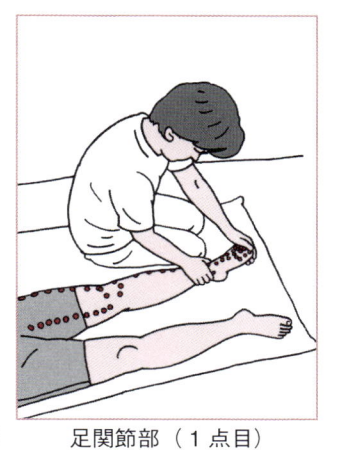　　　足関節部（1 点目） 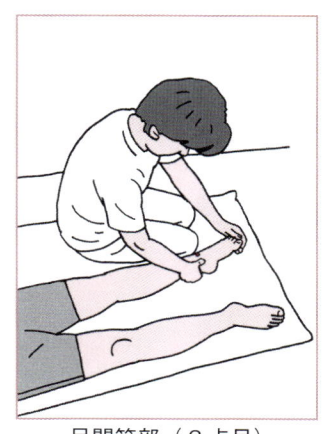　　　足関節部（3 点目）

⑧足背部

中足骨間を第1～第4まで各4点1回ずつ押す（足指側から足関節の方へ）．

患　者	施術者	指の使い方	圧の方向
①の鼠径部（p.111）と同様．	⑦の足関節部（p.115）と同様．	⑦と同様．	面に対して垂直に押す．

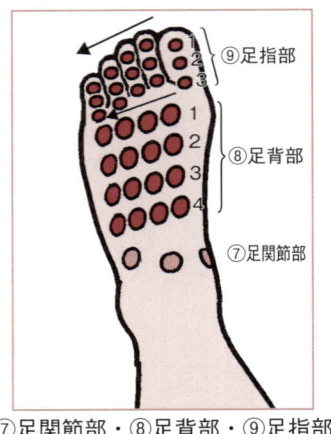

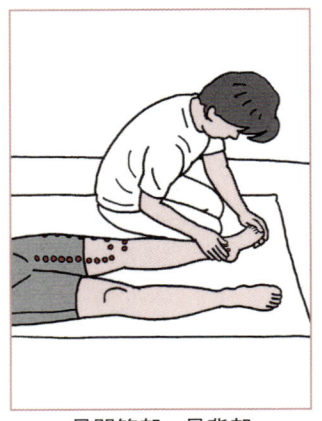

⑦足関節部・⑧足背部・⑨足指部

足関節部・足背部

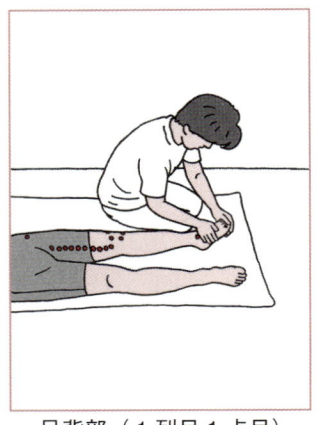

足背部（1列目1点目）

⑨足指部

足指を第1～第5まで基節骨部を1点目，末節骨部を3点目とし，それぞれ3点を1回ずつ押して引く．

患　者	施術者	指の使い方	圧の方向
①の鼠径部（p.111）と同様．	踵の所に直角に位置する．	右手は足首を支え，左母指と示指で押して引く（母指‐示指対立圧）．	面に対して垂直に押して引く．

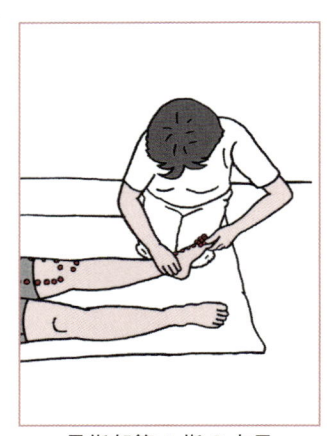

足指部第1指3点目

⑩足指の関節運動

足指の底屈，背屈を素早く行う．10秒．

患　者	施術者	指の使い方
①の鼠径部(p.111)と同様．	⑨の足指部(p.116)と同様．	右手で足関節を支え，左四指をそろえ，そろえた示指に母指を着け，袋をつくる． 足指に，その袋をかぶせ，足指の底屈，背屈を素早く行う．

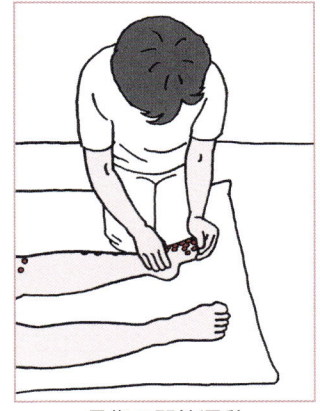

足指の関節運動 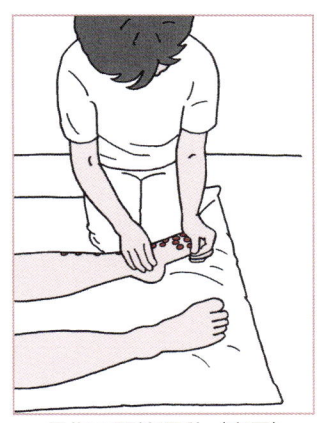　　足指の関節運動（底屈） 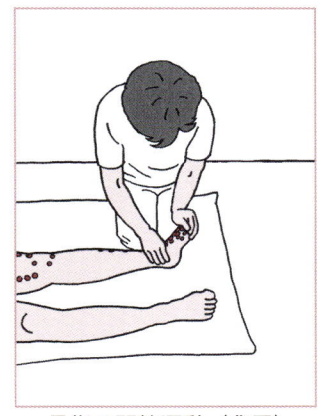　　足指の関節運動（背屈）

⑪足底の伸展

足底をゆっくりと，1回，伸展する．

患　者	施術者	指の使い方	圧の方向
①の鼠径部(p.111)と同様．	⑨の足指部(p.116)と同様．	右手で足関節を支え，左手掌を足底（中足指節関節）に当てて，背屈をゆっくりと1回行う． 5本の左手指は密着させる．	背屈させる方向に押す．

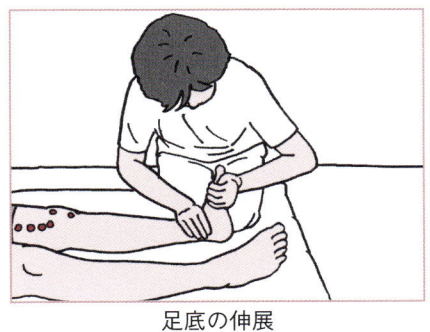

足底の伸展

⑫下肢の伸展

左膝で右足を支え，両手で左足の内果と外果を包み，軽く持ち上げ，5秒間伸展する．
- この時，母指を重ねると痛いので重ねない．

患　者	施術者	指の使い方	圧の方向
①の鼠径部（p.111）と同様．	足底に移動し，頭部側を向き，正座する．	両手で左足の内果と外果を包み，持ち上げる．	手前に引く．

下肢の伸展　　　　下肢の伸展

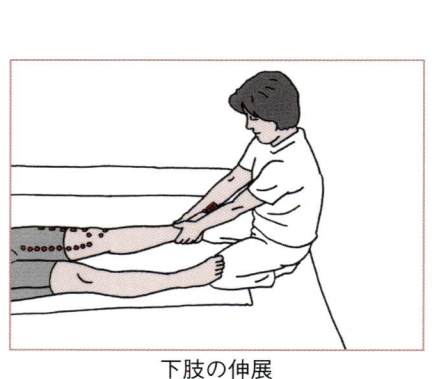

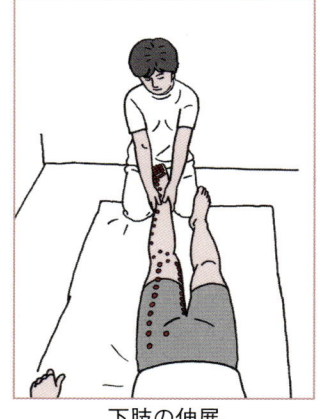

2．上　肢

①腋窩部

右手の三指（示指，中指，薬指）を茎状突起の内側で橈骨動脈拍動部に当て脈をとり，左母指を腋窩部に置き，押して脈を止める（ポイント確認のため）．腋窩中央（腋窩動脈拍動部）を1点，3回押す．

患　者	施術者	指の使い方	圧の方向
仰臥位で左肩関節を90°に外転する．	患者の左腋窩に向かって正座する（なるべく近づく）．	右母指の上に左母指を重ねる（重ね母指圧）．	左肩甲上部の方向へ押す．

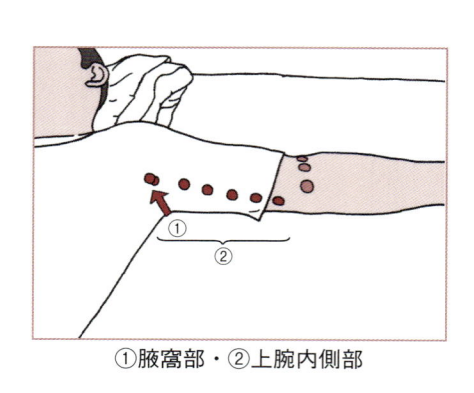

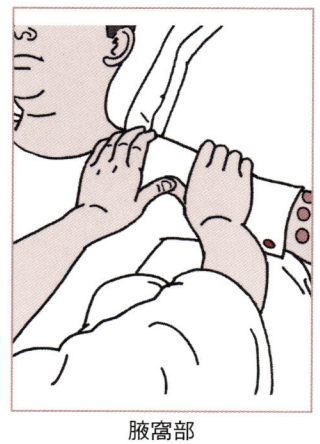

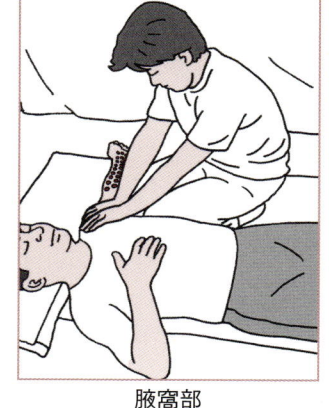

①腋窩部・②上腕内側部　　　腋窩部　　　腋窩部

②上腕内側部

腋窩部を 1 点目，上腕骨内側上顆の際(きわ)を 6 点目とし，上腕二頭筋と上腕三頭筋の間を 6 点に 1 回ずつ，全 3 回押す．

患　者	施術者	指の使い方	圧の方向
2-①の腋窩部（p.118）と同様．	2-①とほぼ同様であるが，上腕に直角に向く．	2-①と同様．	上腕骨に向かう．

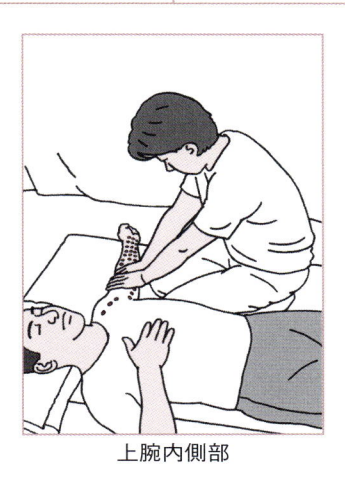

上腕内側部

③肘窩部

肘窩横紋上で，上腕骨内側上顆の内縁を 1 点目，上腕骨外側上顆内縁を 3 点目とし，3 点を 1 回ずつ，全 3 回押す．

患　者	施術者	指の使い方	圧の方向
肩関節を 45°に外転位にする．	両膝の間に患者の手がくるような位置を取る．両膝を着いて腰を上げる．	両母指を開きぎみの八の字に接する（両手母指圧）．	面に対して垂直．

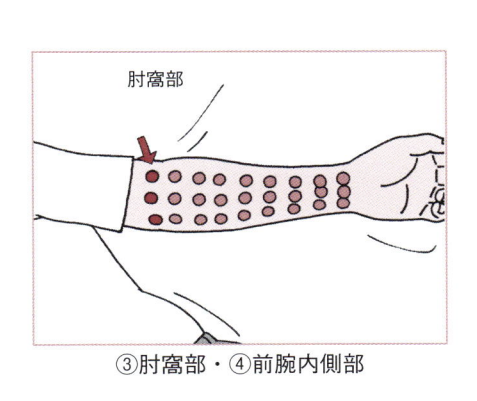

③肘窩部・④前腕内側部

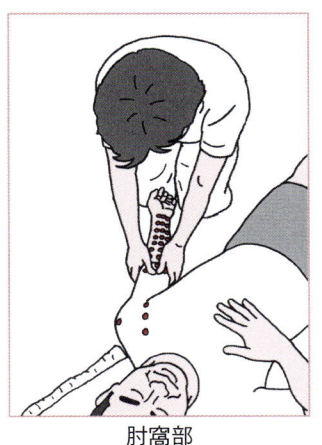

肘窩部

④前腕前側部

肘窩部の1点下方から手関節部まで，8点に1回ずつ，内側・中央・外側の順に3通り押す．

(1) 肘窩部内側（尺側）の1点下方から手関節部まで，8点に1回．
(2) 肘窩部中央（正中）の1点下方から手関節部まで，8点に1回．
(3) 肘窩部外側（橈側）の1点下方から手関節部まで，8点に1回．

患　者	施術者	指の使い方	圧の方向
③の肘窩部（p.119）と同様．	③と同様．	どちらの母指が下でもよいが，重ねる（重ね母指圧）．	面に対して垂直．

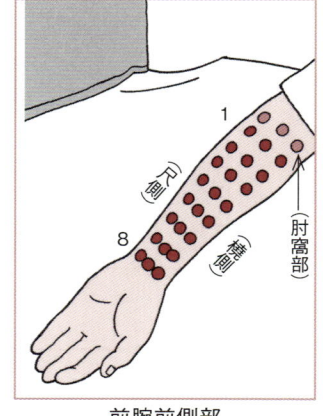

前腕前側部

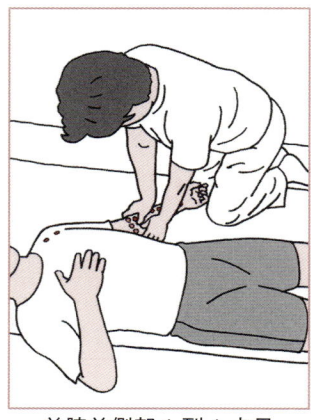

前腕前側部1列1点目

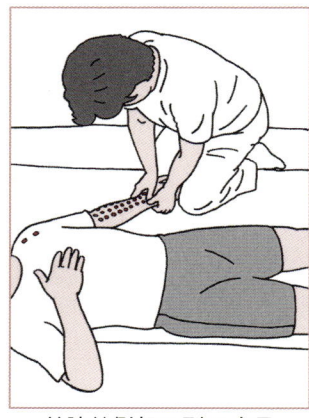

前腕前側部1列8点目

⑤三角胸筋溝部

鎖骨の下縁から腋窩に向け3点に1回ずつ，全3回押す．

患　者	施術者	指の使い方	圧の方向
③の肘窩部（p.119）とほぼ同様であるが，手掌を返してマット面に向ける．	肩寄りに移動し，上腕側面に対して90°の位置に正対し，両膝を着いて腰を上げる．	左母指の上に右母指を重ねる（重ね母指圧）．右手四指は肩先を覆うように肩の裏側を支える．左手四指は腋窩の方に置く．	面に対して垂直．

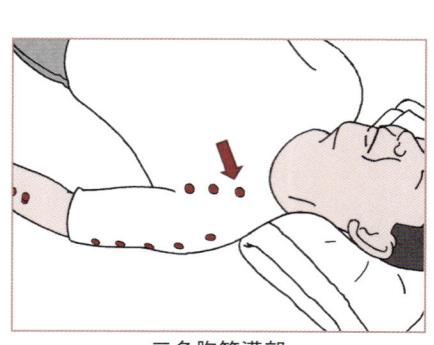

三角胸筋溝部

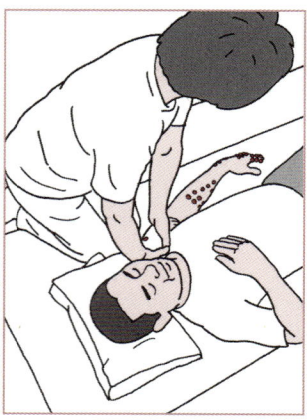

三角胸筋溝部1点目

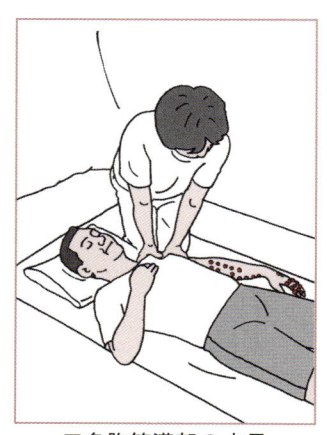

三角胸筋溝部3点目

⑥上腕外側〜上腕後側部

肩峰の下縁から肘頭窩まで6点に1回ずつ，全3回押す．

患者	施術者	指の使い方	圧の方向
⑤の三角胸筋溝部（p.120）と同様．	⑤より少し肘寄りの上腕中央に位置し，正座する．	両母指を逆八の字に接する（両手母指圧）．両手の四指は上腕前側を支える．右手の四指が乳房に触れないように注意．	面に対して垂直（上腕骨に向けて）押す．

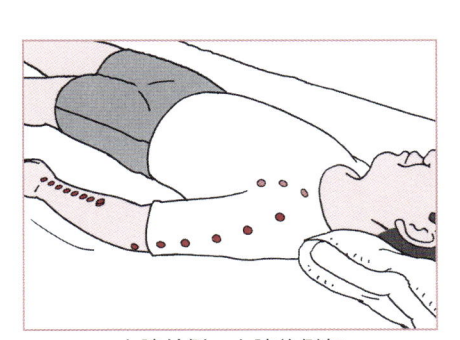

上腕外側〜上腕後側部 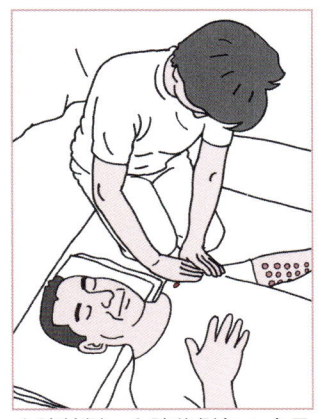　　上腕外側〜上腕後側部1点目 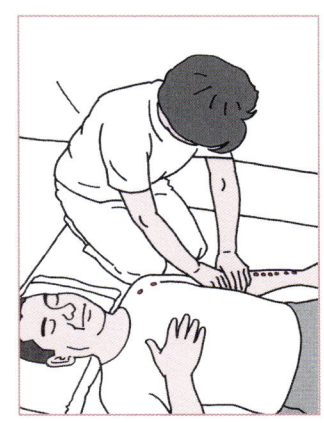　　上腕外側〜上腕後側部6点目

⑦前腕後側部

患者に中指を動かしてもらうと総指伸筋のつけ根が分かる．上腕骨外側上顆のやや下方を3回押し，そこを1点目として，尺骨茎状突起内下方まで8点に1回ずつ，全3回押す．

患者	施術者	指の使い方	圧の方向
⑤の三角胸筋溝部（p.120）と同様．	肩の方に向き，正座する．患者の手掌を施術者の左膝に置いた後，両手で前腕を持ち上げ，腕を押しながら手前に引く．	右母指の上に左母指を重ねる（重ね母指圧）．	面に対して垂直．

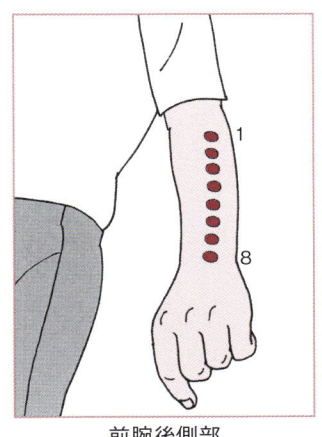

前腕後側部 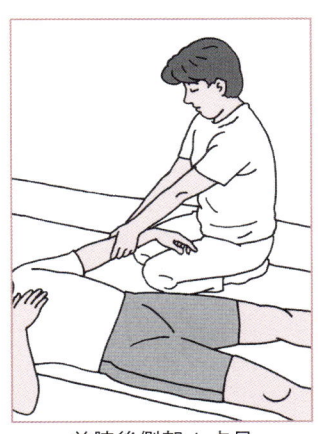　　前腕後側部1点目 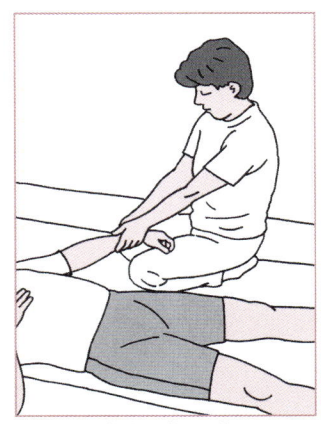　　前腕後側部5点目

⑧手背部

中手骨間を手根中手関節寄りを1点目,中手指関節節の手前まで3点4列に取り,1回ずつ押す.

患　者	施術者	指の使い方	圧の方向
⑤の三角胸筋溝部（p.120）と同様.	⑦の前腕後側部(p.121)と同様.	右手で患者の左手首を持ち,支え手とし,左母指を押手として第1・第2中手骨間を手首側から手指側に3点,第2・第3中手骨間を同様に3点押して後,押手と支え手を交換し,左手で患者の左手首を持ち,右母指で第3・第4中手骨間を手首側から手指側に3点,第4・第5中手骨間を同様に3点を押す.	面に対して垂直.

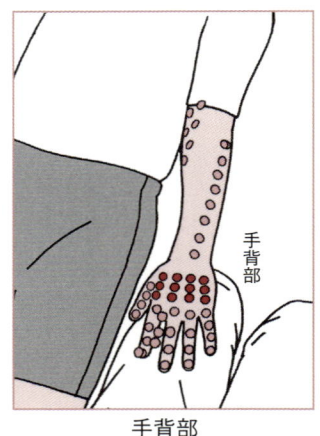

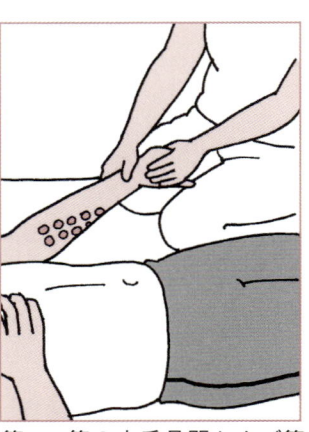

手背部

第1・第2中手骨間および第2・第3中手骨間は施術者の右手で手首を持ち,左手で押す.

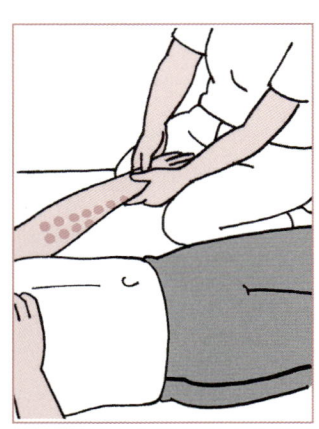

第3・第4中手骨間からは左手で手首を持ち替え,右手で押す.

⑨手指部

母指を基節骨頭から末節骨の方へ3点，1回，掌側を示指で，背側を母指で同時に押しはさんで引く．その後，母指の左右両側（橈・尺側）を母指と示指で同時にはさむように，基節骨頭から末節骨に向かって3点，1回ずつ押しはさんで引く．

次に示指〜小指の順でそれぞれ掌側・背側の4点と，左右両側基節骨頭から末節骨に向け，4点を母指と同様に押しはさんで引く．薬指からは，押し手と支え手を持ち替える．

患　者	施術者	指の使い方	圧の方向
⑦の前腕後側部(p.121)と同様．	⑦と同様．	まず右手で手首を持ち，母指〜中指をそれぞれ掌・背側を同時に押しはさんで引き，次に指の左右（橈・尺側）を同時に押しはさんで引く．薬指からは患者手首を左手に持ち替え，母指〜中指と同様に掌・背側，左右（橈・尺側）をそれぞれ同時に押しはさんで引く．母指−示指対立圧．	面に対して垂直．

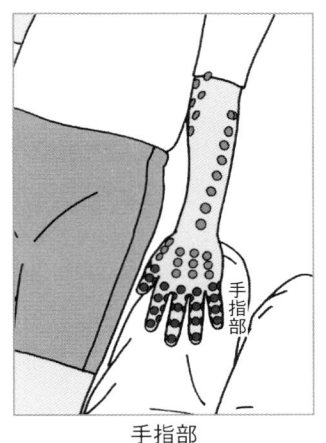

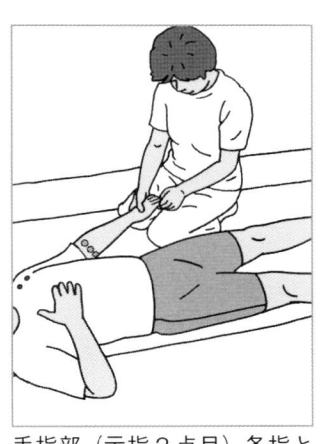

手指部

手指部（示指2点目）各指とも掌背側，左右両側をそれぞれ同時に押しはさんで引く．

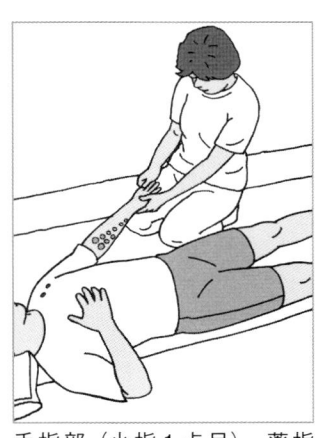

手指部（小指1点目），薬指からは手を持ち替える．

⑩手掌部

　手掌を返し（回外位），手背を下にして手を施術者の左膝の上に置き，手掌を手根部から中手指節関節手前まで3点1回ずつ，全3回押し，その後2点目のみを3回押す．

患　者	施術者	指の使い方	圧の方向
⑦の前腕後側部(p.121)と同様．	⑦と同様．	母指を八の字に接し（両手母指圧），3点を1回ずつ，全3回押す．その後，母指を重ね（重ね母指圧）2点目を3回押す． この時の重ね母指圧は左右どちらの母指が下でもよい．	面に対して垂直．

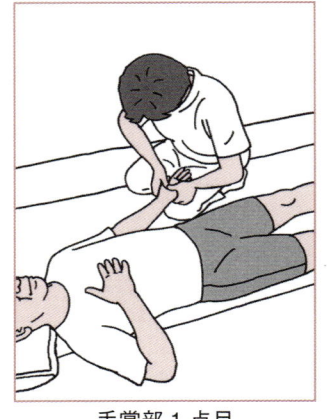

手掌部1点目 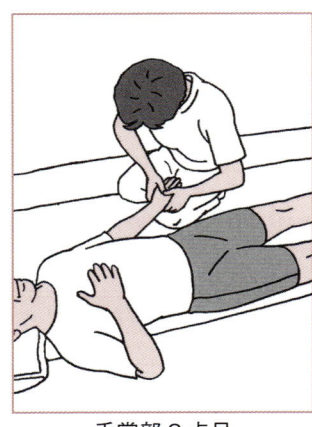　　　　　手掌部2点目 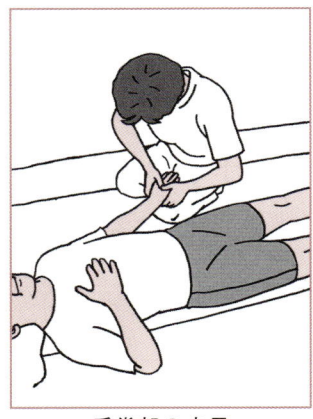　　　　　手掌部3点目

Ⅲ．仰臥位〔背臥位〕（マット） 125

⑪上肢の伸展

⑩の最後の手掌部2点目に母指を置いたまま，四指で手掌を支えて手前に引き，その格好で牽引を緩めてからそのまま立ち上がり，頭部側に移動し，床面と上肢との角度が45°くらいになった時にその位置に止まり，右手で手首を持ち，左手で腋窩から手首まで3回しごく．その後，両手で手首を持ち，床面と平行になるまで下ろし，手前に引く（上肢の伸展）．そして少し緩めた後，床と90°になるよう戻し，肩甲骨が床から少し離れる程度に挙上してから緩めて前方に離す．

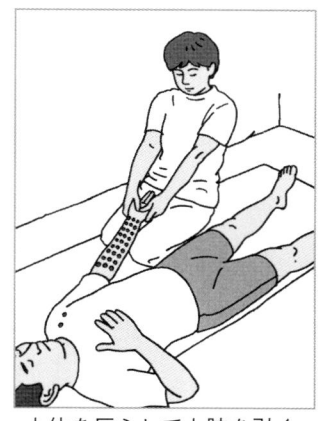

上体を反らして上肢を引く 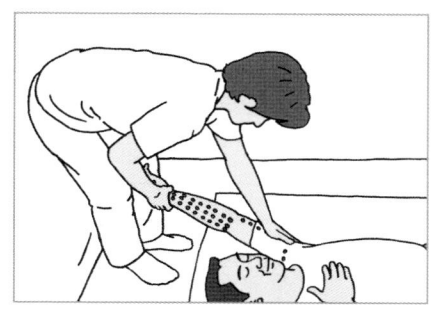　　　　上肢をしごく（腋窩から手首まで）

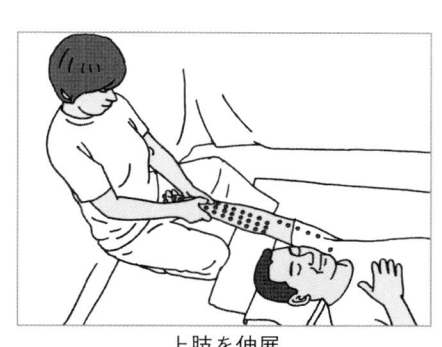

上肢を伸展 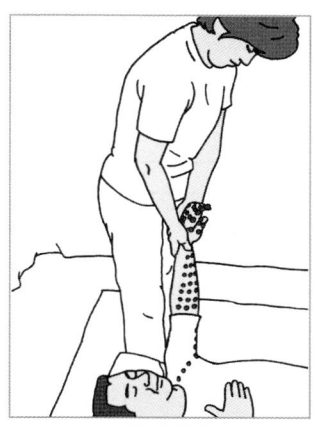　　　　上肢を挙上 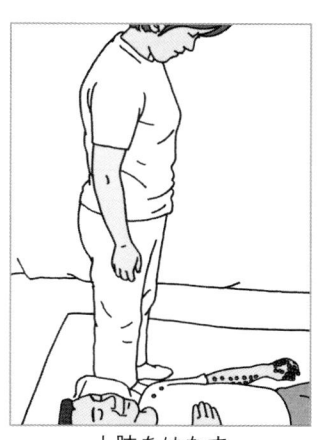　　　　上肢をはなす

B．右　側

足元を通って患者の右側へ回る．下肢，上肢すべて仰臥位左側と同様であるが，膝の着き方（左右），膝の立て方（左右），母指の使い方および母指の重ね方（左右）は左側と反対にする．

C．正中，左・右，左右両側

1．頭　部

①頭部正中線

髪の生え際を1点目として頭頂部6点目まで頭部正中線を1回ずつ，全3回押す．

患者	施術者	指の使い方	圧の方向
上肢を伸ばし，体幹に近づけ，手掌を上に向ける．	患者頭部に向かって正座．	右母指に左母指を重ねる（重ね母指圧）．	面に対して垂直．

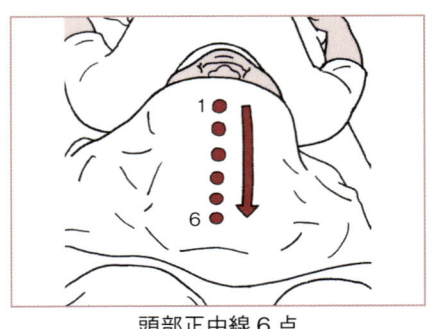

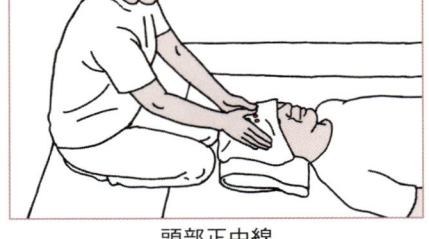

頭部正中線6点

頭部正中線

②頭頂部（左）

右手掌を頭部の右側に，左の四指はそろえて左側頭部に支えとして置き，頭部正中線を1点目とし，左横へ3点，1列目頭頂部から6通り（6列）まで，1回ずつ押す．

患者	施術者	指の使い方	圧の方向
①の頭部正中線と同様．	①と同様．	左母指を横に使い，頭頂部から左横へ3点，6通り（6列）へ1回ずつ押す． ・6通り（6列）目は，髪の生え際．	面に対して垂直．

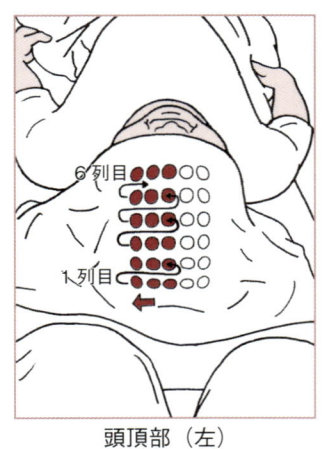

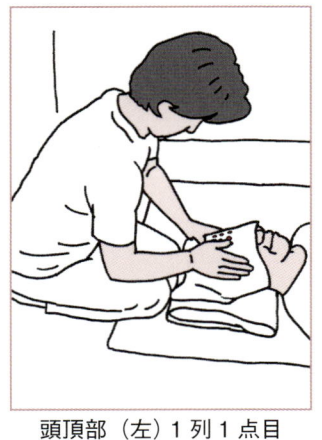

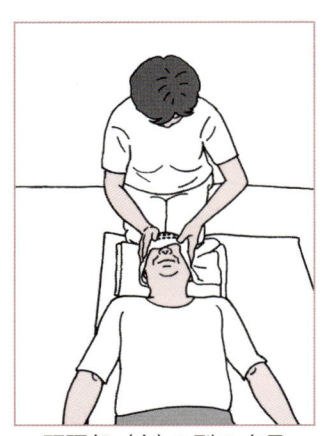

頭頂部（左）

頭頂部（左）1列1点目

頭頂部（左）6列3点目

③頭頂部（右）

　左手掌を頭部の左に置き，右の四指はそろえて右側頭部に支えとして置き，頭部正中線を1点目とし，右横へ3点，1列目頭頂部から6通り（6列）まで，1回ずつ押す．

患　者	施術者	指の使い方	圧の方向
①の頭部正中線(p.126)と同様．	①と同様．	右母指を横に使い，頭頂部から右横へ3点，6通り（6列）へ各1回ずつ押す． ・6通り（6列）目は，髪の生え際．	面に対して垂直．

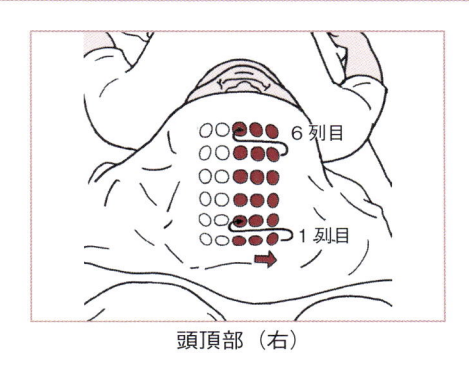

頭頂部（右） 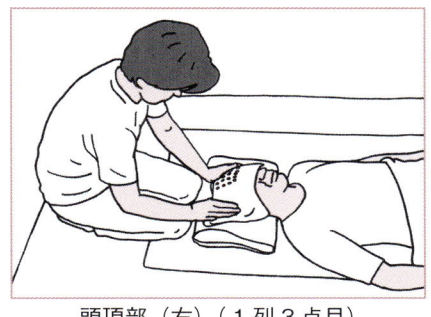　　　　　頭頂部（右）（1列3点目）

④頭部正中線

　髪の生え際を1点目として頭頂部の6点目まで頭部正中線を1回ずつ押す．
・最初の①頭部正中線と同様（ただし，各点に1回ずつ，全1回押す）．

患　者	施術者	指の使い方	圧の方向
①の頭部正中線(p.126)と同様．	①と同様．	右母指に左母指を重ねる（重ね母指圧）	面に対して垂直．

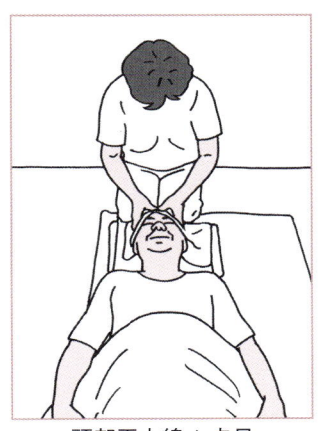

頭部正中線1点目 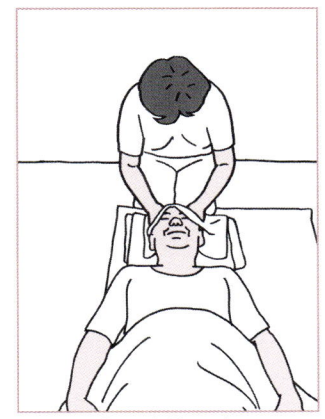　　　　頭部正中線6点目

⑤頭頂部（左右）

左右の四指は左右の側頭部に支えとして置き，頭頂部から左右同時に3点6通り押す．

患　者	施術者	指の使い方	圧の方向
①の頭部正中線(p.126)と同様．	①と同様．	1点目は左右の母指を接し，2点目，3点目と一指ずつ横へ左右同時に3点，頭頂部を1列目として髪の生え際まで6通り（6列）に1回ずつ押す．	面に対して垂直．

⑥頭部正中線

生え際から頭頂部まで6点にとり，各1回，6点目だけ5秒間押す．p.126の①と同様．

患　者	施術者	指の使い方	圧の方向
①の頭部正中線(p.126)と同様．	①と同様．	右母指に左母指を重ねる（重ね母指圧）．	面に対して垂直．

2．顔　面

①前額部

眉間の上から髪の生え際まで3点にとり，1〜3点を1回ずつ，全3回押す．

患　者	施術者	指の使い方	圧の方向
1-①（頭部正中線，p.126）と同様．	頭部側に頭部に向かって位置し，両膝を付けて腰を上げる．	両四指を支えとして側頭部に置き，右母指の上に左母指を重ねる（重ね母指圧）．	面に対して垂直．

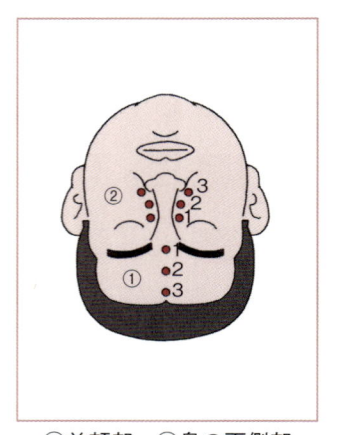

①前額部・②鼻の両側部

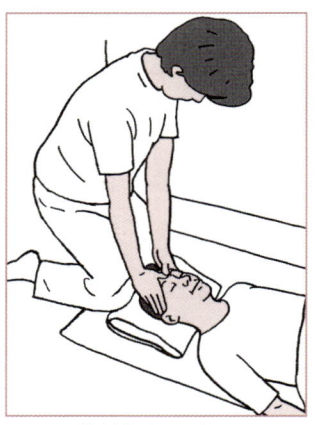

①前額部1点目

②鼻の両側部

内眼角の下を1点目とし，鼻翼の際まで，両側同時に3点を1回ずつ押す．

患　者	施術者	指の使い方	圧の方向
①の前額部(p.128)と同様．	頭部側に頭部に向かって正座（腰を下ろす）．	示指に中指を重ねる．（重ね二指圧）	面に対して垂直．

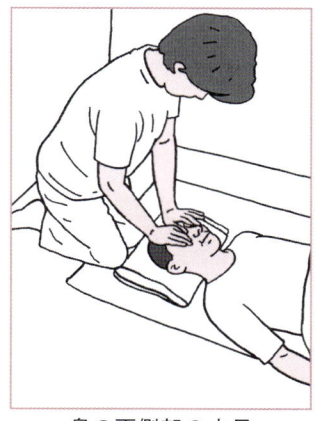

鼻の両側部3点目 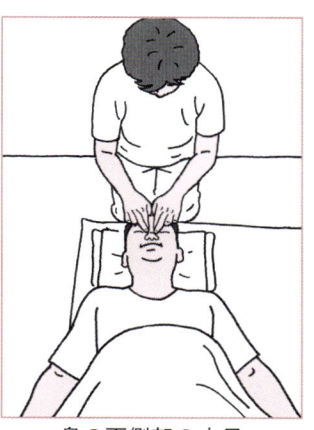　　鼻の両側部2点目

③頬骨部

鼻翼の横を1点目とし，頬骨突起の際まで頬骨の下縁に3点とり，左右同時に引き気味に3点を1回ずつ押す．

患　者	施術者	指の使い方	圧の方向
①の前額部(p.128)と同様．	②の鼻の両側部(p.129)と同様．	示指，中指，薬指の指先をそろえ，指紋部で引き気味に押す．	面に対して垂直．

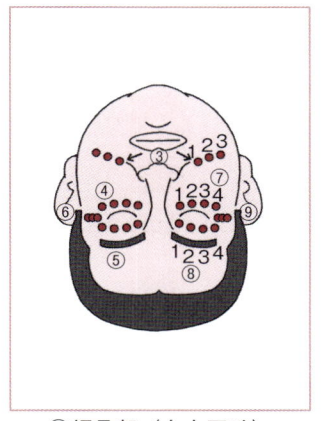

③頬骨部（左右同時），
④左眼窩下部，⑤右眼窩上部
⑥左こめかみ部
⑦右眼窩下部，⑧右眼窩下部
⑨右こめかみ部

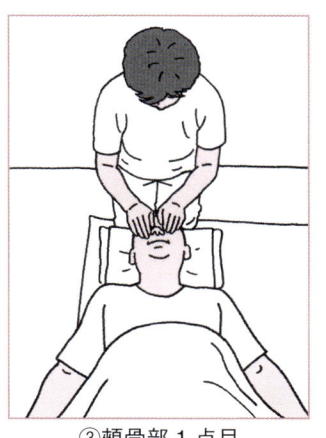

③頬骨部1点目 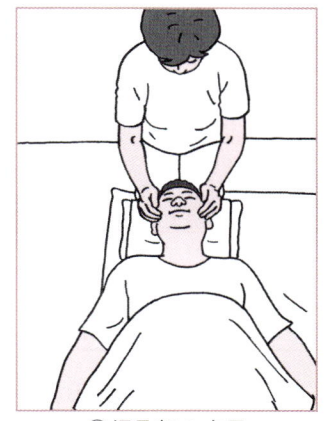　　③頬骨部3点目

④左眼窩下部

左眼窩下部を内眼角の下際から外眼角の下際まで4点にとり（前頁左下図），1回ずつ押す．

患　者	施術者	指の使い方	圧の方向
①の前額部（p.128）と同様．	③の頬骨部（p.129）と同様にし，右手は肘を張って指先が左に向くように，前額部へ横に置く．左の四指は，左の耳元に支えとして置く．	左母指で4点を1回ずつ押す．	面に対して垂直．

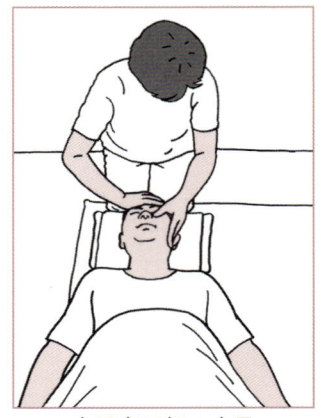

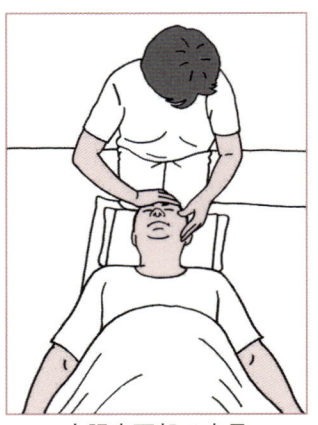

左眼窩下部1点目　　　　左眼窩下部4点目

⑤左眼窩上部

④の左眼窩下部と同様，4点（前頁左下図）を1回ずつ押す．

患　者	施術者	指の使い方	圧の方向
①の前額部（p.128）と同様．	④の左眼窩下部と同様．左の四指は左の側頭部に支えとして置く．	④と同様．	面に対して垂直．

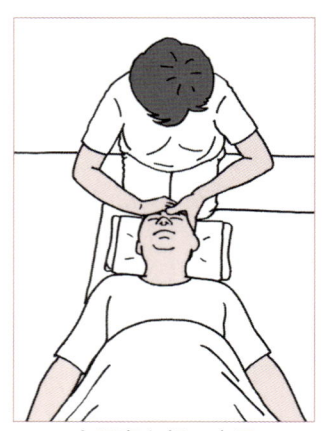

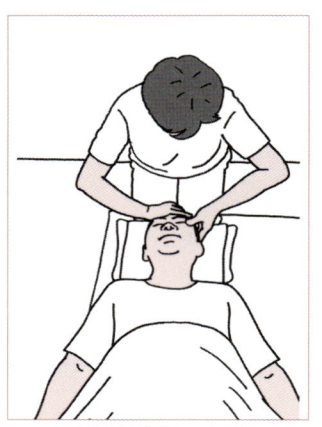

左眼窩上部1点目　　　　左眼窩上部4点目

⑥左こめかみ部

外眼角の外側から耳の手前まで3点にとり，1回ずつ押す．

患　者	施術者	指の使い方	圧の方向
①の前額部(p.128)と同様．	位置・姿勢，右手は④の左眼窩下部(p.130)と同様．	左四指は後頭部に支えとして置き，左母指で3点に1回ずつ押す．	面に対して垂直．

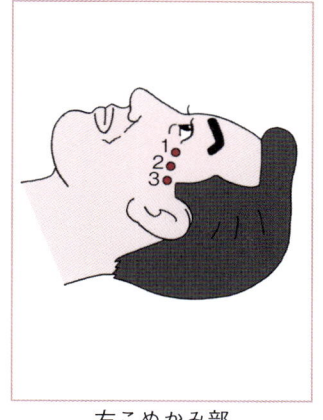

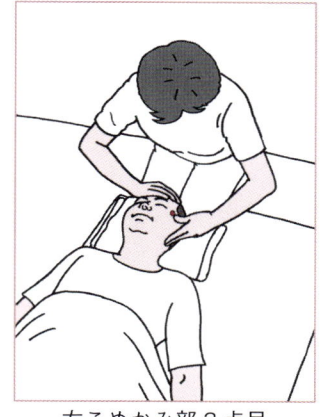

左こめかみ部

左こめかみ部3点目

⑦右眼窩下部

④の左眼窩下部と同様であるが，左右は反対にする．

患　者	施術者	指の使い方	圧の方向
①の前額部(p.128)と同様．	④の左眼窩下部(p.130)と同様であるが，左右反対にする．	④と同様であるが，左右反対にする．	面に対して垂直．

⑧右眼窩上部

⑤の左眼窩下部と同様であるが，左右は反対にする．

患　者	施術者	指の使い方	圧の方向
①の前額部(p.128)と同様．	⑤の左眼窩上部(p.130)と同様であるが，左右反対にする．	⑤と同様であるが，左右反対にする．	面に対して垂直．

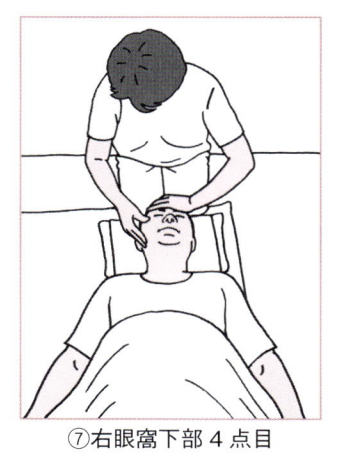

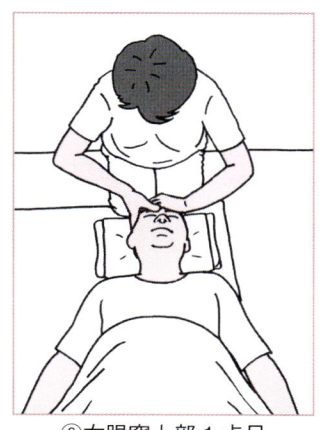

⑦右眼窩下部4点目

⑧右眼窩上部1点目

⑨右こめかみ部

2-⑥と同様であるが，左右は反対にする．

患　者	施術者	指の使い方	圧の方向
①の前額部(p.128)と同様．	⑥左こめかみ部(p.131)と同様であるが，左右反対にする．	⑥と同様であるが，左右反対にする．	面に対して垂直．

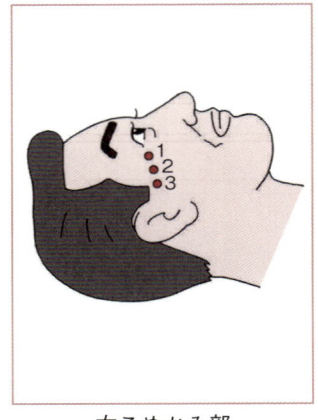

右こめかみ部

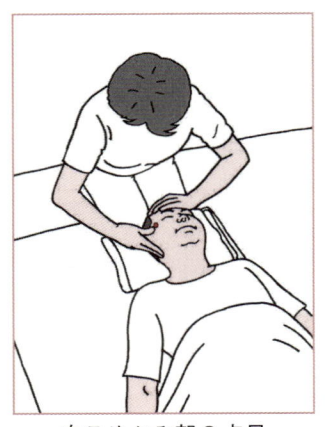

右こめかみ部3点目

⑩眼球部掌圧

手ぬぐいかタオルを鼻先が見える位置までかけ，左右の第3指が，左右の眼球に軽く触れる程度で，肘を張って手指を置き，10秒間掌圧する（掌圧時は左右どちらかに顔を向け，直接息がかからないようにする．コンタクトレンズを使用している場合，省略する）．

患　者	施術者	指の使い方	圧の方向
①の前額部（p.128）と同様．	患者頭頂部に向かい正座したままだが，少し前かがみになり，息がかからないよう顔を横に向ける．	左右の第3指が，左右の眼球に軽く触れる程度．	面に対して垂直．

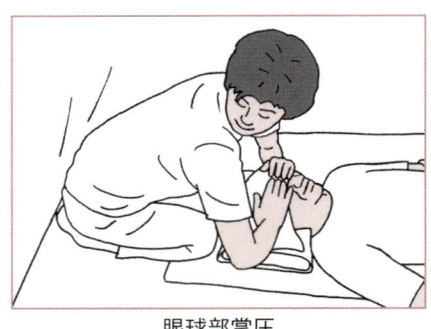

眼球部掌圧

3．胸　部
①左肋間部

左第1肋間から第6肋間まで，各肋間を4点，1回ずつ押す．

- 受け手が女性の場合は，3列目，4列目を省略．

患　者	施術者	指の使い方	圧の方向
2-①の前額部(p.128)と同様．	頭部側に正座し，右手を受け手の三角胸筋溝部に置く． 左手の四指をそろえて側胸部に支えとして置き，左母指を横に使う．	左母指で押す．	面に対して垂直．

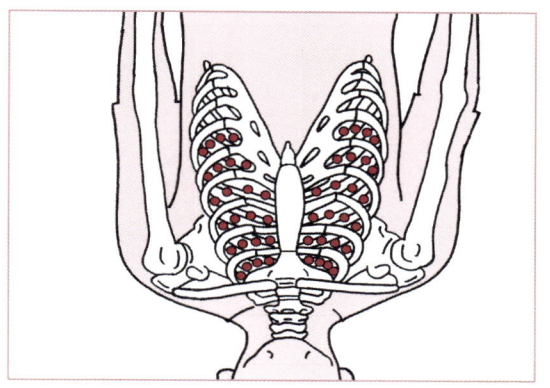

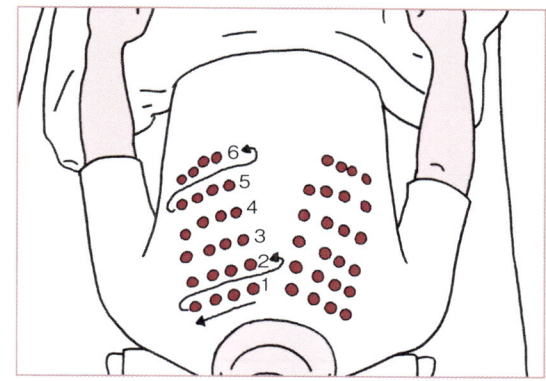

肋間部

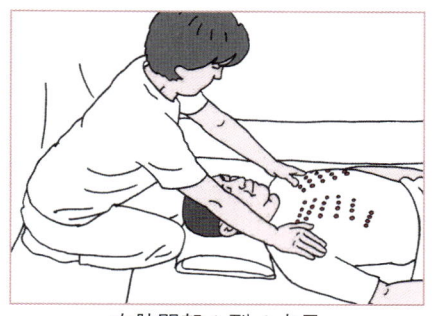

左肋間部1列4点目

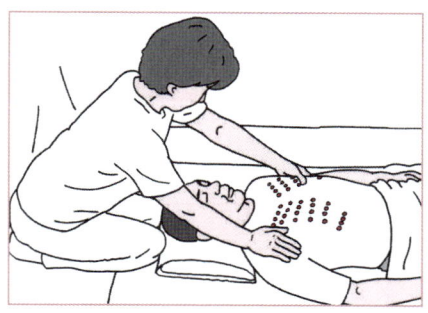

左肋間部4列3点目

②右肋間部

左肋間部と同様であるが，左右は反対にする．

患 者	施術者	指の使い方	圧の方向
①の左肋間部(p.133)と同様．	①と同様であるが，左右反対にする．	右母指で押す．	面に対して垂直．

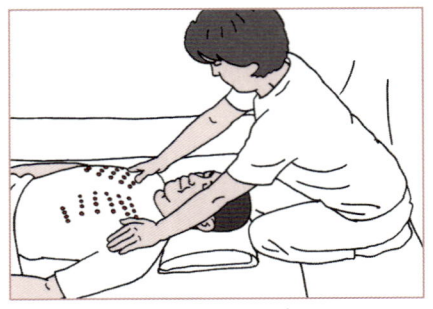

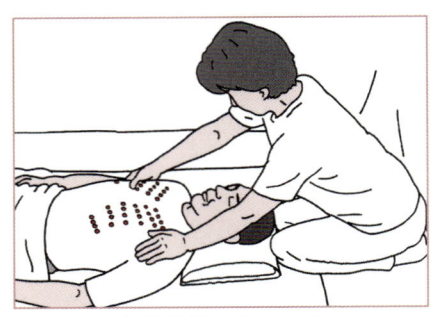

右肋間部1列3点目

右肋間部4列1点目

③胸骨部

1点目を胸骨柄上に，2〜5点目を胸骨体上に剣状突起手前まで，5点を1回ずつ，全3回押す．

患 者	施術者	指の使い方	圧の方向
仰臥位で，両手の手指を剣状突起に置く．	頭部側に正座し，左右の四指を左右の胸部に支えとして置き，母指で押す． ・剣状突起を圧さないように，患者に剣状突起に手指をおいてもらう． ・できるだけ，乳房に触れないように，母指だけ進める．	両手の母指を八の字に接して（両手母指圧）押す．	面に対して垂直．

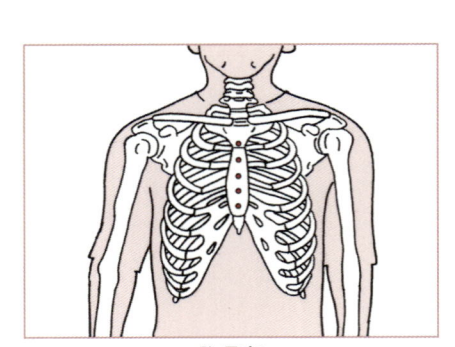

胸骨部

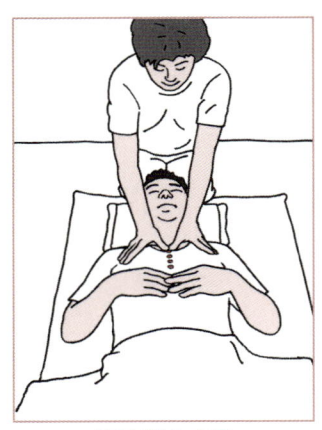

胸骨部1点目

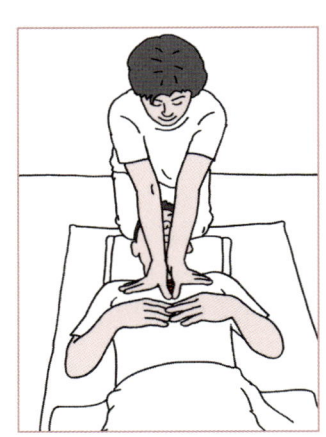

胸骨部5点目

④胸部輪状掌圧

　手掌の尺側を受け手の三角胸筋溝に沿うように置き，母指を外転させて大胸筋に当て，左右の手掌を左右の胸部に密着させ（さすらない），左右同時に外回しを10回行う．その後，密着させたまま手掌を手前に引き息を吸わせ，次に押して息を吐かせることを2回行う．

患　者	施術者	指の使い方	圧の方向
①の左肋間部(p.133)と同様．	頭部側に正座する．	手掌を用いる．	面に対して垂直．

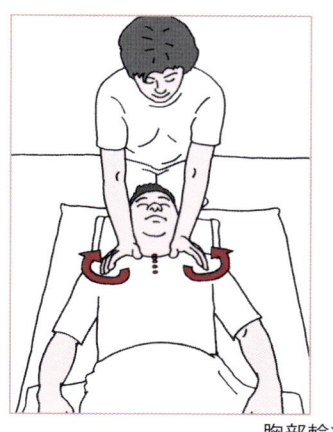

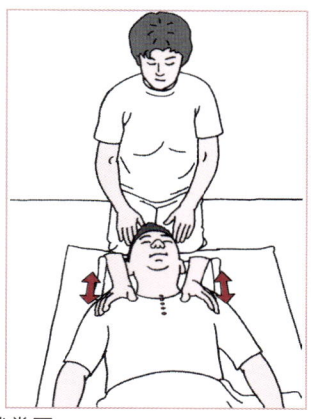

胸部輪状掌圧

4．腹　部

①〈の〉の字型掌圧

　心窩部を1点目（胃部），臍部を2点目（小腸部），下腹部を3点目（膀胱部），右腸骨窩を4点目（盲腸部），右季肋部を5点目（肝臓部），左季肋部を6点目（脾臓部），左側腹部を7点目（下行結腸部），左腸骨窩を8点目（S状結腸部），下腹部を9点目（直腸部）とし，9点を1回，全3回掌圧する．

患　者	施術者	指の使い方	圧の方向
仰臥位で両手は胸に置く．	患者の腹部の右側に直角に位置し，左手は左膝の上に置き，右手掌で押す．	右手掌を用いる．	面に対して垂直．

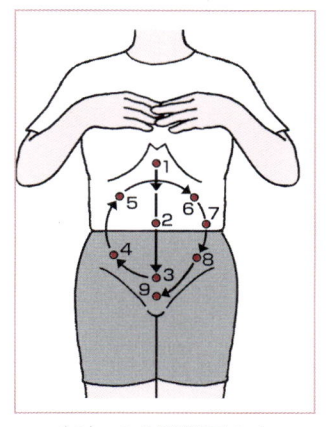

〈の〉の字型掌圧9点 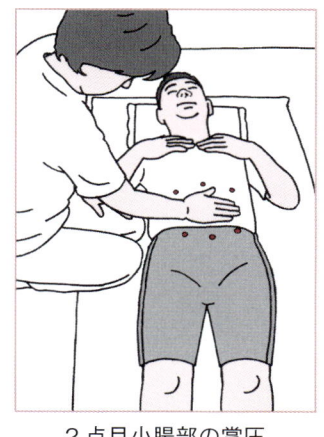　　2点目小腸部の掌圧 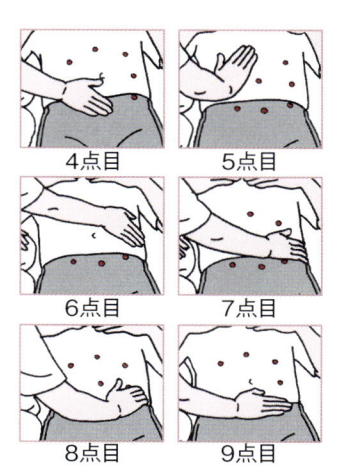　　4点目　5点目　6点目　7点目　8点目　9点目

②腹部20点

20点（時計と同様に右回り）．

両母指を八の字（両手母指圧）に接し，腹部正中線を心窩部から恥骨の上縁部まで6点に押す（臍の1点上まで3点，臍の1点下から恥骨の上縁部まで3点）．7点目が右腸骨窩．8点目が上行結腸部で，臍の高さ．9，10，11点目は同じ場所で右季肋部，12点目がふたたび心窩部．13，14，15点目は同じ場所で左季肋部．16，17，18点目は1点ずつ下がり下行結腸部．19点目は斜めに下がり左腸骨窩．20点目も斜めに下がりふたたび恥骨上縁部．20点を1回ずつ，全3回押す．

患者	施術者	指の使い方	圧の方向
①（p.135）と同様．	頭部側を向き，右膝を着き，左膝を立て，腰を上げる． 右膝の着く位置は殿部付近．	両母指を八の字（両手母指圧）にして押す．	面に対して垂直．

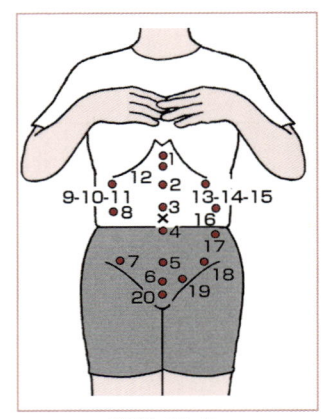

腹部20点

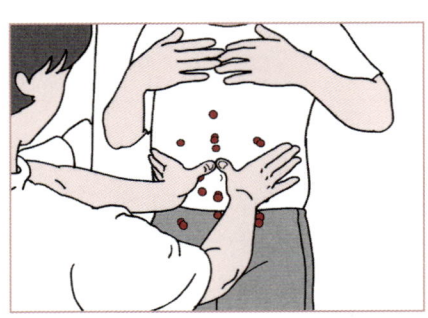

3点目

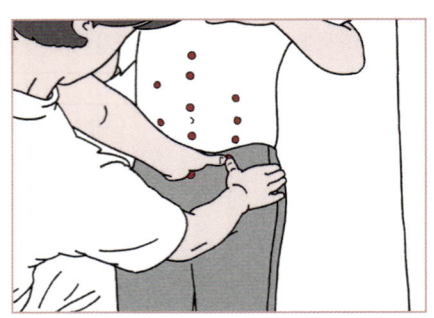

19点目＝左腸骨窩

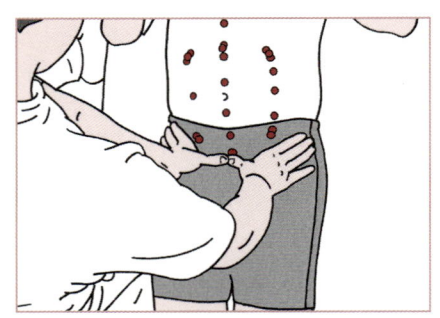

20点目＝恥骨上縁部

③小腸部

（時計と同様に右回り）

患者の臍の斜め右下が1点目．右横が2点目．右斜め上が3点目．上方が4点目．左斜め上が5点目．左横が6点目．左斜め下が7点目．真下が8点目として，1～8点を1回ずつ，全3回両手母指圧で押す．

患　者	施術者	指の使い方	圧の方向
①の〈の〉の字型掌圧（p.135）と同様．	②の腹部20点(p.136)と同様．	②の腹部20点(p.136)と同様，両手母指圧．	面に対して垂直．

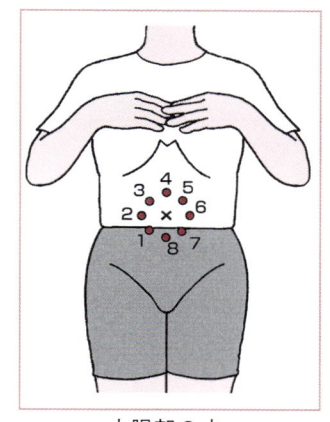

小腸部8点 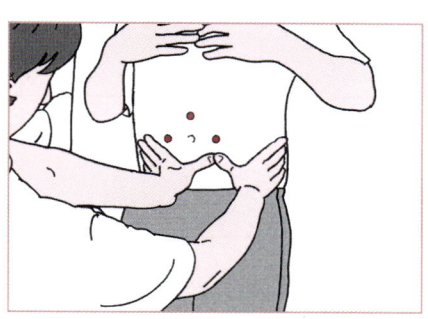　　　小腸部7点目

④下行結腸部

左手は患者の胸部下部に軽く置き，右手掌で左季肋部下縁を1点目とし，S状結腸部までを4点に取り，4点を1回ずつ，全3回押す．

患　者	施術者	指の使い方	圧の方向
①の〈の〉の字型掌圧（p.135）と同様．	患者に対して90°に向きを変え，両膝をつき，腰を上げる．	手掌で押す．	面に対して垂直．

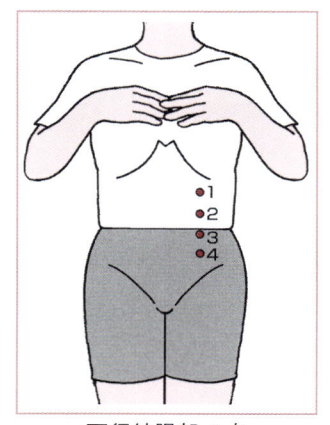

下行結腸部4点 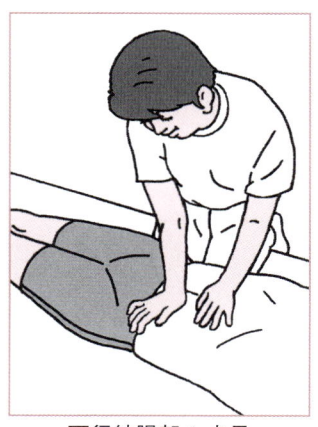　　　下行結腸部1点目 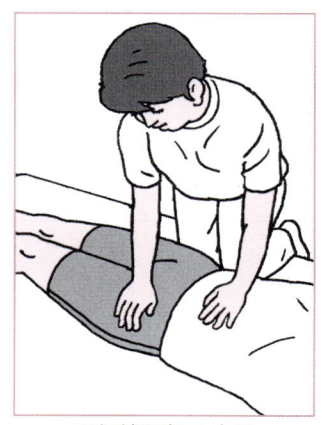　　　下行結腸部4点目

⑤波状掌圧

腹部中央に両手をそろえて置き,手指部で下行結腸を手前に引き,手根球で上行結腸を向こうに押し返す.5往復行う.

患者	施術者	指の使い方	圧の方向
①の〈の〉の字型掌圧（p.135）と同様.	患者に対して直角に位置し,正座する.	手指・手掌を用いる.	

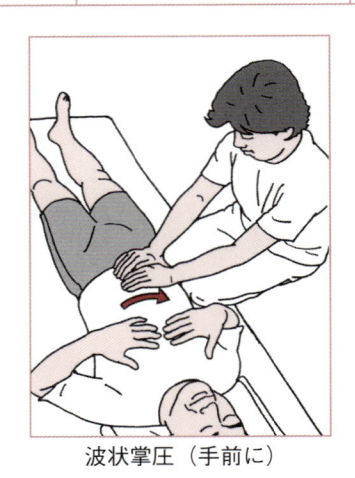

波状掌圧（手前に） 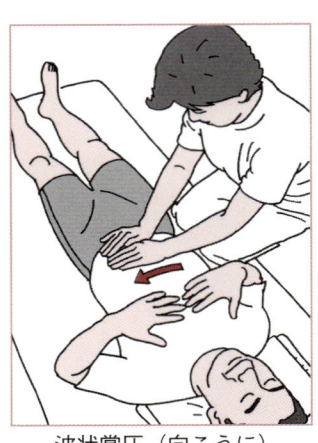 　　波状掌圧（向こうに）

⑥輪状掌圧,振動掌圧

輪状掌圧:腹部中央に両手をそろえて置き,手掌を密着させて右回しを10回行う.

患者	施術者	指の使い方	圧の方向
①の〈の〉の字型掌圧（p.135）と同様.	患者に対して直角に位置し,両膝を着き,腰を上げる.	手掌を用いる.	軽く垂直に押し,輪状掌圧.

振動掌圧:腹部中央に両手をそろえて置き,肘の屈伸でこまかく,10秒間振動させる.

患者	施術者	指の使い方	圧の方向
①の〈の〉の字型掌圧（p.135）と同様.	輪状掌圧と同様.	手掌を用いる.	面に対して垂直.

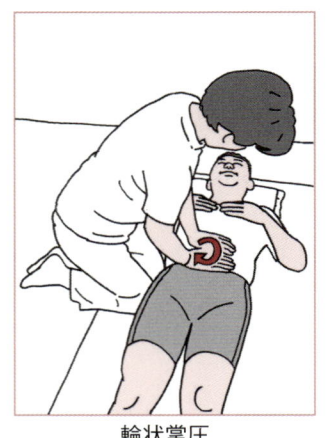

輪状掌圧 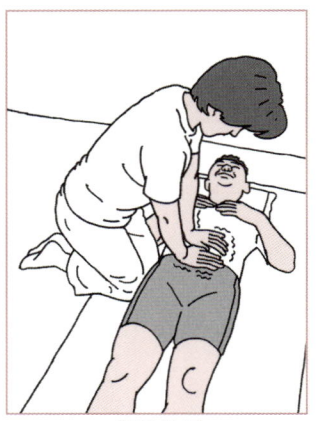　　振動掌圧

⑦上前腸骨棘部の掌圧

左右の手掌を左右の上前腸骨棘に置き，右，左，右，左と交互に10回押す．

患　者	施術者	指の使い方	圧の方向
①の〈の〉の字型掌圧（p.135）と同様．	頭部側を向いた位置をとり，右膝を着き，左膝を立て，腰を上げる．右膝の着く位置は殿部付近．（②と同様）	手掌を用いる．	面に対して垂直．

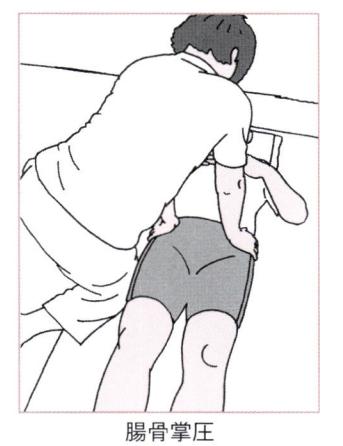

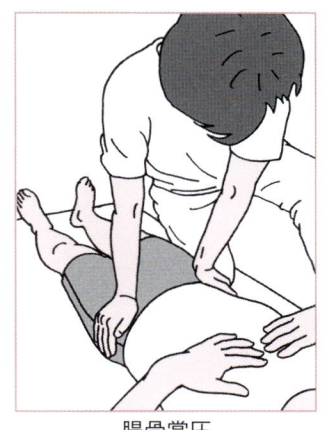

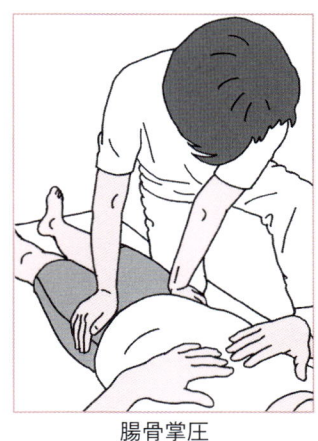

腸骨掌圧　　腸骨掌圧　　腸骨掌圧

⑧腰部こね上げ

受け手の腰部（臍の裏あたり）に両手を回し，両手の四指をそろえ，脊柱側を指紋部で3回こね上げる．

患　者	施術者	指の使い方	圧の方向
①の〈の〉の字型掌圧（p.135）と同様．	⑦の上前腸骨棘部の掌圧（p.139）と同様．	四指を用いる．	上方にこね上げる．

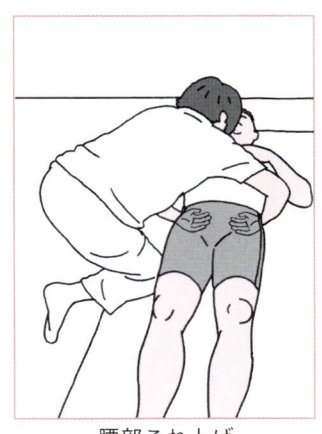

腰部こね上げ

⑨側腹部

腰部に回した両手で側腹部を3回，掌圧を加えながら勢いよくしぼりあげる．

患　者	施術者	指の使い方	圧の方向
①の〈の〉の字型掌圧（p.135）と同様．	⑧の腰部こね上げ（p.139）と同様．	両手の手指，手掌を用いる．	しぼり上げる．

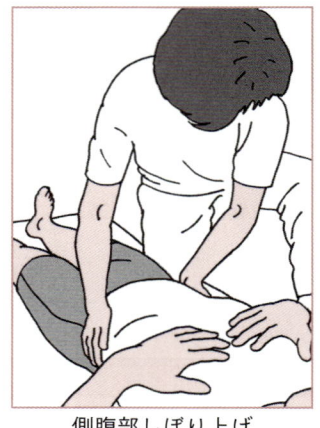

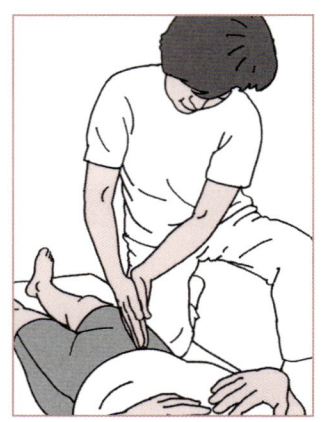

側腹部しぼり上げ　　側腹部しぼり上げ（終了時）

⑩腹部掌圧（なで下ろし），振動掌圧

腹部正中線を手掌で，心窩部から下腹部まで左，右，左，右と交互に10回なで下ろし，10回目の右手を腹部中央で止め，左手を十字に重ね，振動掌圧を10秒間行う．

患　者	施術者	指の使い方	圧の方向
①の〈の〉の字型掌圧（p.135）と同様．	⑧の腰部こね上げ（p.139）と同様．	手掌を用いる．	軽く圧を垂直に加えて，なで下ろし．振動掌圧も垂直圧．

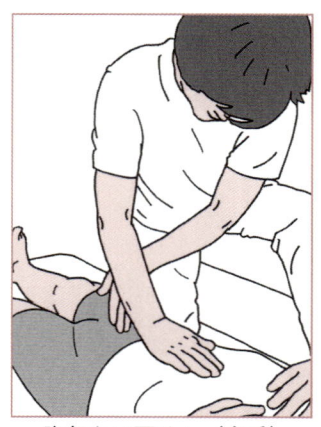

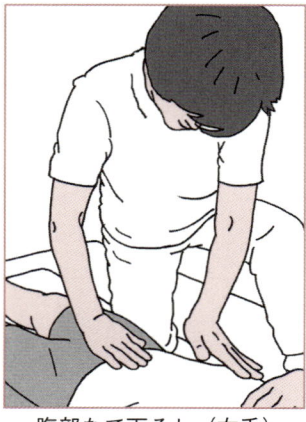

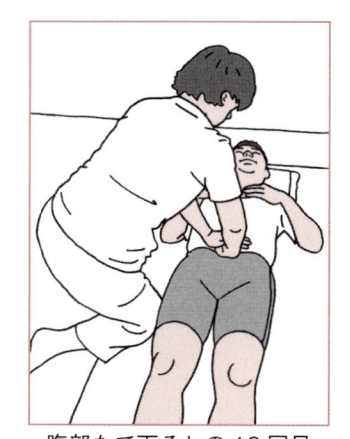

腹部なで下ろし（左手）　　腹部なで下ろし（右手）　　腹部なで下ろしの10回目（右手）を腹部中央で止め，左手を十字に重ね，振動掌圧．

Ⅳ. 坐 位

A．左・右，左右同時

1．頸　部

①左前頸部

　頸動脈洞（総頸動脈が内頸動脈と外頸動脈が分かれる分岐点）を1点目，そこから胸鎖乳突筋の内縁を，胸骨頭起始部まで4点に取り，1〜4点を1回ずつ，全3回押す．

患　者	施術者	指の使い方	圧の方向
正座する．	患者の左斜め前方45°に位置し，左手は左膝の上に置き，右母指で押す．右の四指は頸部の後方で支える．	右母指で押す．	頸椎，胸椎の棘突起の方へ押す．

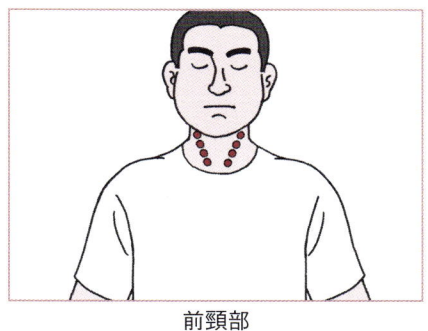

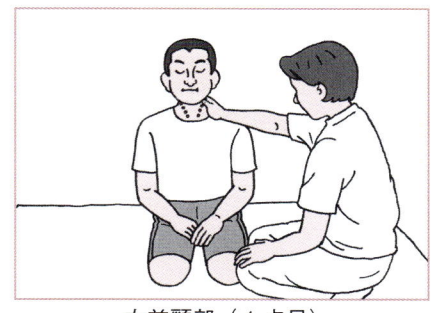

前頸部　　　　　　左前頸部（1点目）

②右前頸部

①の左前頸部と同様であるが，左右は逆にする．

患　者	施術者	指の使い方	圧の方向
①の左前頸部（p.141）と同様．	患者の右斜め前方45°に位置し，右手は右膝の上に置き，左母指で押す．左の四指は頸部の後方で支える．	左母指で押す．	頸椎，胸椎の棘突起の方へ押す．

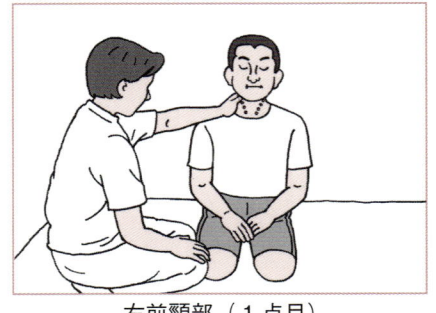

右前頸部（1点目） 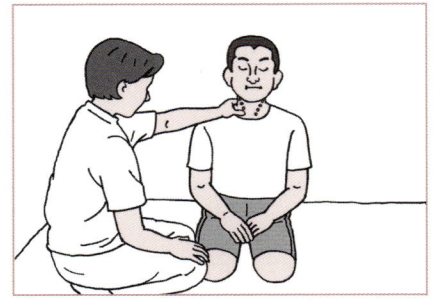　　　　右前頸部（4点目）

③側頸部（両側同時）

患者の背部やや左側に移動する．左手掌は，前額部に支えとして置く．側頭骨乳様突起の下縁の直下を1点目とし，第6または第7頸椎横突起の高さ（首のつけ根）まで3点を1回ずつ，全3回押す．右母指と四指を同時（母指と四指の対立圧）に使う．

患　者	施術者	指の使い方	圧の方向
①の左前頸部（p.141）と同様．	患者の後ろ少し左側に移動し，右膝を着いて，左膝を立て，腰を上げる．	右母指は患者の頸部の左側，四指は頸部の右側，同時に3点，3回押す．	頸部の中心に向けて押す．

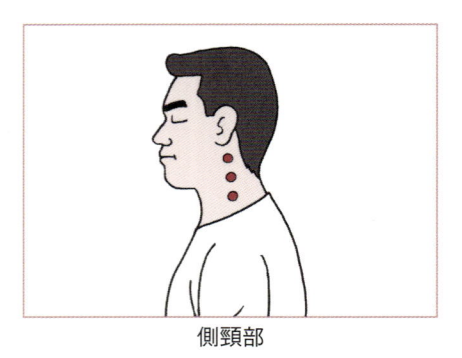

側頸部 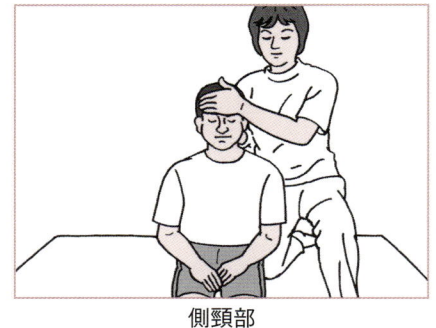　　　　側頸部

④項窩部(延髄部)

　左手掌は，前額部に支えとして置く．右母指を縦に使い，四指は頸部の右側へ回し，項窩の中央を1点，3回押す．顔を徐々に起こして，圧を加える．

患　者	施術者	指の使い方	圧の方向
①の左前頸部(p.141)と同様．	③の側頸部(p.142)と同様．	右母指で押す．	眉間に向けて押す．

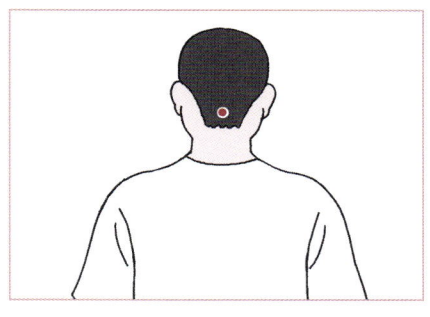

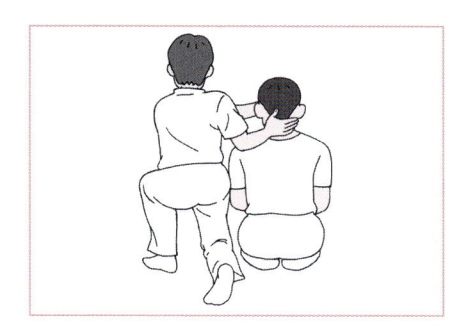

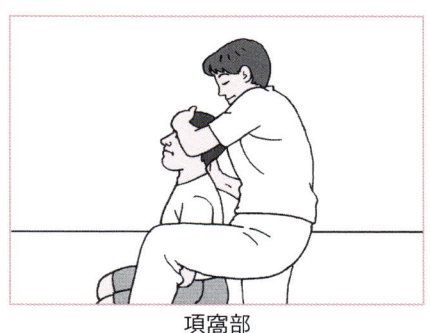

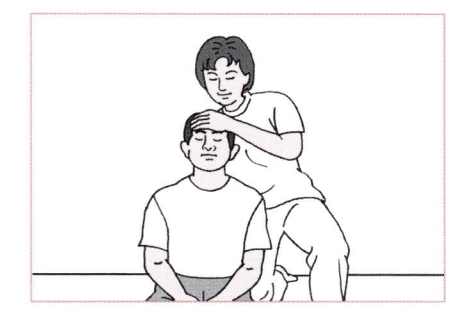

項窩部

⑤後頸部(両側同時)

　左手掌は，前額部に支えとして置き，後頭骨の下縁で，側頸部1点目と項窩部を結んだ線の中点を1点目とし，3点目の第7頸椎横突起の際まで右母指と四指を同時(母指と四指の対立圧)に使い，3点を1回ずつ，全3回押す．

患　者	施術者	指の使い方	圧の方向
①の左前頸部(p.141)と同様．	③の側頸部(p.142)と同様．	右母指は患者の頸部の左側，四指は頸部の右側，同時に3点，3回押す．	頸部の前側に向けて，少し押しこむ感じで同時に押す．

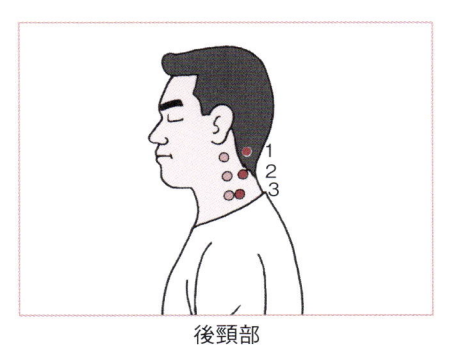

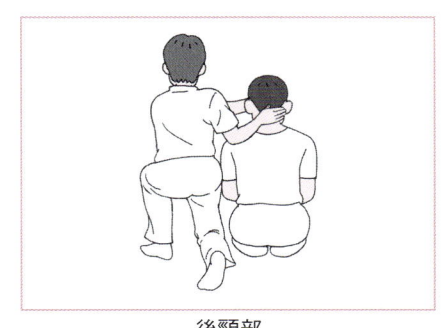

後頸部　　　　　後頸部

2．頭部

①側頭部掌圧

左右の手掌で側頭部を掌圧．10秒．

患　者	施術者	指の使い方	圧の方向
1-①の左前頸部（p.141）と同様，正座する．	患者の背部に立ち，両手掌（左の手掌は左側頭部，右の手掌は右側頭部に置く）を側頭部に置き，肘をはって掌圧．	両手の手掌を使う．	頭部の中心．

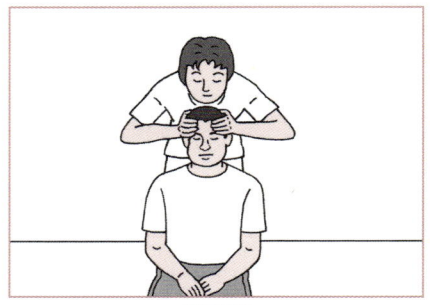

側頭部

3．肩・背部

①肩甲上部

側頸部の3点目より1点外方の肩甲挙筋を左右同時に1点，3回押す．

患　者	施術者	指の使い方	圧の方向
1-①の左前頸部（p.141）と同様（正座する）．	患者の背部に立ち，左右の四指は前胸部に支えとして置き，母指で押す．	左母指は左側，右母指は右側．左右同時に押す．	第7胸椎の棘突起の高さで，体幹の中心．

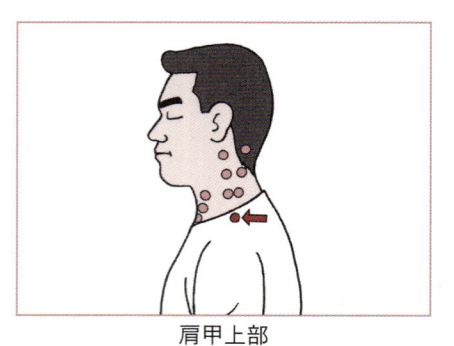

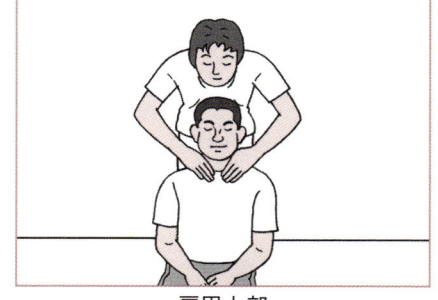

肩甲上部　　　　肩甲上部

②肩甲間部

左（肩甲間部1点目），右（肩甲間部1点目），左（肩甲間部2点目），右（肩甲間部2点目）と左右交互に1点ずつ5点目まで3回，3通り（3列）．

第7頸椎と第1胸椎の間を1点目，第7胸椎の棘突起の高さを5点目とする．

1列目．棘突起と脊柱起立筋のもり上がった所の間を押す（脊柱起立筋内縁）．左右交互に1点ずつ5点目まで，全3回押す．

2列目．脊柱起立筋の1番もり上がった所を押す．左右交互に5点目まで，全3回押す．

3列目．肩甲骨の内側縁に沿って肩甲骨上角の高さから肩甲骨下角に向かって，左右交互に1点ずつ5点目まで，全3回押す．

患者	施術者	指の使い方	圧の方向
1-①の左前頸部（p.141）と同様．	患者の背部に立ち，左右の四指は肩を支えとして置き，母指で押す．	左母指，右母指，左母指，右母指と交互に使って押す．左手の四指は左肩，右手の四指は右肩を支える．	面に対して垂直（この場合，水平方向）．

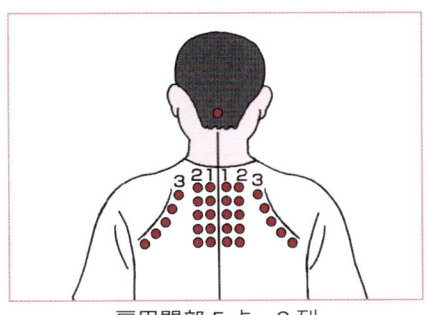

肩甲間部5点，3列

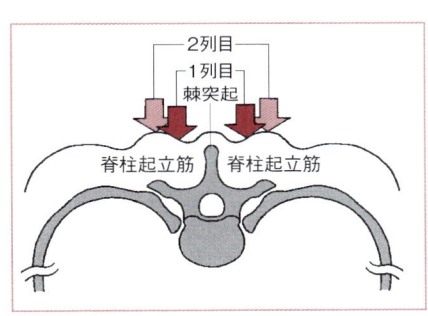

肩甲間部1列目・2列目

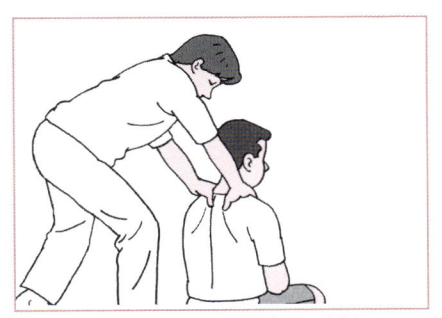

肩甲間部2列目2点目（右）

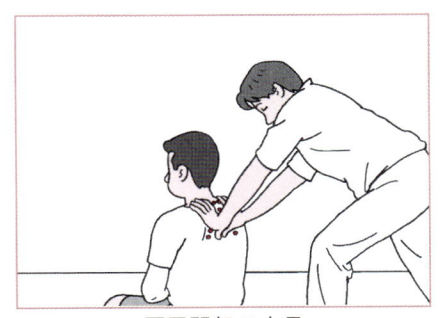

肩甲間部5点目

③上肢の伸展

　左右の手で患者の左右の手の手関節を持ち上げ，右下肢の外側を受け手の脊柱に当てて支え，上肢を2回伸展させる．

患　者	施術者	指の使い方	圧の方向
1-①の左前頸部(p.141)と同様.	患者の背部に位置し，左に90°向き，右下肢の外側を使う.	両手で両手の手関節を持つ.	上方に持ち上げ，反らす.

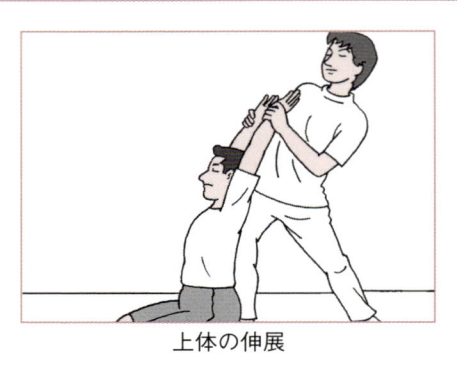

上体の伸展

④肩の上げ下ろし

　両手掌を患者の両方の肩（母指を三角筋前部線維，四指を三角筋の後部線維）に密着させて持ち上げ，離す．3回行う．

患　者	施術者	指の使い方	圧の方向
1-①の左前頸部(p.141)と同様.	患者の背部に立ち，両手で両肩の三角筋を包むように押し,持ち上げる．1呼吸して手を離す.	両手掌を使う.	上腕骨に対し，直角.

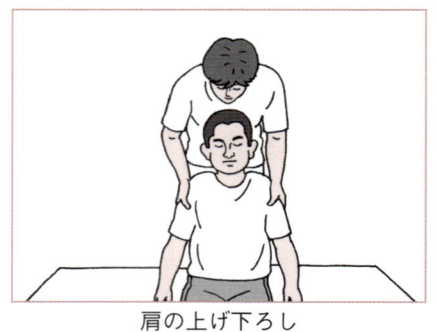

肩の上げ下ろし
（持ち上げているところ）

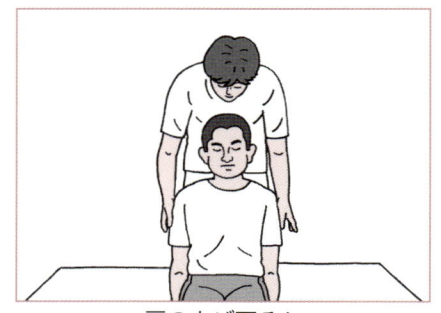

肩の上げ下ろし
（1呼吸して手を離したところ）

⑤上腕なで下ろし

両手を，両肩に置き，肩上部から肘関節あたりまで，左右同時に2回なで下ろす．

患者	施術者	指の使い方	圧の方向
1-①の左前頸部(p.141)と同様．	3-④の肩の上げ下ろし（p.146）と同様．	両手掌を使う．	面に対して，少し圧を加え，なで下ろす．

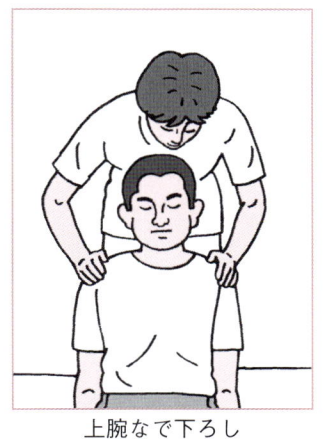

上腕なで下ろし 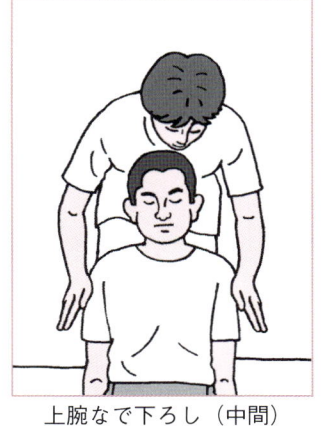　　　上腕なで下ろし（中間） 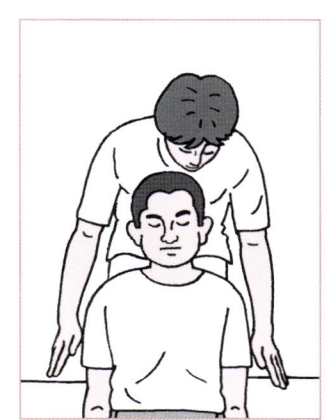　　　上腕なで下ろし（終了時）

⑥脊柱なで下ろし

左手は患者の左肩に軽く置き，右手の指先を下に向けて，なで下ろす．2回行う．

患者	施術者	指の使い方	圧の方向
1-①の左前頸部(p.141)と同様．	患者の左横に位置し，右に90°向く．	右手掌を使う．	面に対して，少し圧を加え，なで下ろす．

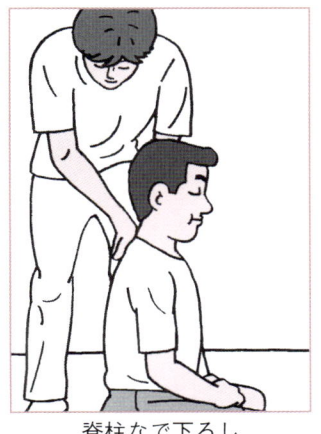

脊柱なで下ろし 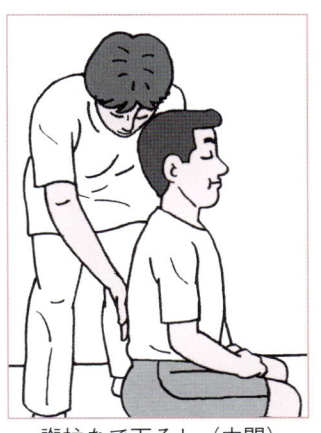　　　脊柱なで下ろし（中間） 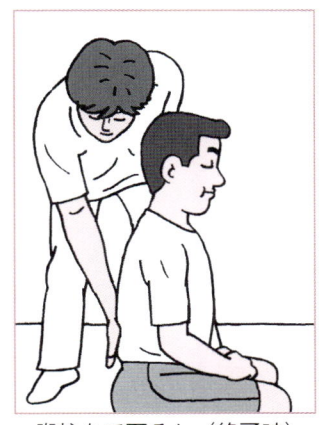　　　脊柱なで下ろし（終了時）

日本にマッサージ技術を導入した人々

1．はじめに

　現在，わが国の国立国会図書館に1891（明治24）年出版の『按摩術』が所蔵されていて，この書籍が日本語で書かれたもっとも古いマッサージ書と考えられている．この表紙にはアルファベットで記載されたマッサージの文字が併記されている．また第1頁の冒頭に按摩術という邦語タイトルに加えて片仮名でマッサージの文字が記載されていて，「マッサージ」という用語がはじめて用いられた書籍である（図1）．

　この書籍は，当時陸軍省第一課長心得として東京衛戍病院院長の傍ら，みずからも仁壽館という私立病院を経営していた陸軍一等軍医正長瀬時衡（ながせときひら）により出版されている．本書の序文のなかで，長瀬が「広島博愛病院を管理*していた当時，子宮変位症の患者が数多く来院しており，上京した際に橋本綱常（つなつね）先生に相談したところ墺国（オーストリア）莱布米兒（ライブマイル）（Reibmayr）の著書を借覧することができた．そこに記載されていた子宮按摩術を患者に試したところ大変効果があったので，島田完吾，大坪萬蔵君に翻訳を頼み出版した」と記載されている．

＊：長瀬は，長崎にてボードウィンより蘭学を学び，岡山藩主侍医となる．1871（明治4）年から兵部省に出仕，1884（明治17）年より広島鎮守軍医長．

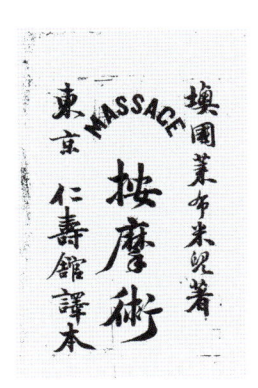

図1　わが国最初の邦語マッサージ書の表紙（国立国会図書館蔵）

2．マッサージと2人の陸軍軍医

　1884（明治17）年2月に大山巌陸軍卿はヨーロッパの兵制視察を行ったが，その際の随員が橋本綱常であった．橋本は当時すでに東京陸軍病院院長と東京大学医学部教授を兼務していたが，1885（明治18）年の帰国直後さらに陸軍軍医総監に就任している．橋本は2度の洋行を行っているが，長瀬の序文の記載年代と近いため，1885（明治18）年に帰国した際にライブマイルのマッサージ書が持ち帰られたと考えられている．これがはじめて日本に輸入されたマッサージ書である[1〜3]．

　長瀬が定本とした1888年の原著は現在では国内には見当たらない．そこで国内で閲覧できるもっとも年代が近い1886年の"Die Technik der Massage"と比較してみると，当時のマッサージ導入の様子がわかる．原書に挿入されている図版148図のうち84％がそのままの形で引用されていて，マッサージ用ハンマー，バイブレーターなどマッサージ補助具および関節固定器具，矯正用装具は当時国内には存在しなかったので割愛されている（**図2**）．

　長瀬は『按摩術』出版の2年後，1893（明治26）年3月にライブマイルによるマッサージの治効理論を紹介した『西洋按摩小解』を文錦堂より出版し，続けて4月にはふたたびライブマイルの1889年版を翻訳し，『莱氏按摩術』として井上書店から一般に向けて出版している．ついで自らの病院である仁壽館で行われた東京大学医科の足立寛教授*による講義録を1895（明治28）年に『泰西按摩新論』として出版している．足立は当時の日

*：足立寛は，佐野常民（日赤創始），橋本左内（綱常の兄），長与専斎，福澤諭吉らと緒方洪庵の適塾で学んだ人物で，後に陸軍軍医総監，東京大学教授，陸軍軍医学校校長などを歴任した．

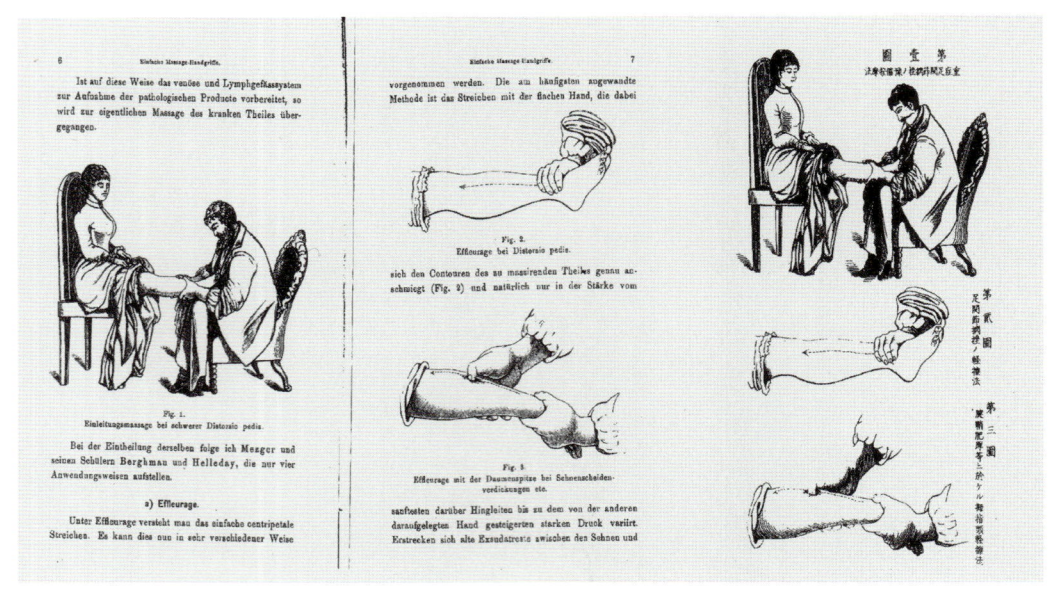

図2　『按摩術』と原書"Die Technik der Massage"1886年版との比較
挿図148図の84％がそのままの形で忠実に引用されている．

本を代表する医学者のひとりで，上官であった橋本綱常の命によりライブマイルのマッサージ術の研究をしている．

長瀬最後の著書は，1902（明治35）年刊の『マッサージ治療法』で，産婦人科医の佐伯理一郎[*1]との共著として没後に出版されている．共著者の佐伯は，長瀬がマッサージ技術の調査をかねて欧州に遊学させてあった次男鳳輔[*2]の知人であったことから，長瀬は病苦を押して佐伯を訪ね，出版に対す助力を申し込んでいる．このように長瀬は終世を産科へのマッサージ術の応用に費やして66歳でこの世を去った．

[*1]：佐伯理一郎は，海軍軍医として欧米留学を経験．海軍を辞任後，京都において同志社病院の管理および京都看護学校で看護婦教育に携わる．
[*2]：長瀬鳳輔は時衡の次男で，欧米を遊学後，陸軍大学校，早稲田大学教授をへて国士舘中学学長を歴任[4]．

明治年間の邦文のマッサージ書を調査すると長瀬の一連の出版物のほかに，もう1冊の翻訳書があることがわかる（**表1**）．それは『按摩法手技』と題して陸軍軍医の中原貞衛が1887年のアルベルト・ホッファー[*]の "Technik der Massage" を翻訳したものである（**図3**）．

[*]：Albert Hoffa：ヴェルツブルグ大学外科学教授．

中原貞衛は，1887（明治20）年に東京帝国大学医科大学に入学するが，学資が途絶えたために陸軍委託生となり卒業，後に陸軍三等軍医となる．その後，軍命により大学院で外科を専攻し，1899（明治32）年ハウル・ライヘルの『外科手術後療法論』を翻訳出版する．中原は『按摩法手技』の序文のなかで，先に手がけている『外科手術後療法論』の翻訳中に，同書のなかでドイツにおいて手術後療法として按摩術が頻繁に用いられていることを知り，同書の出版社である吐鳳堂主人の田中増蔵の紹介を受け，ホッファーのマッ

表1　明治時代に発刊されたマッサージ書

出版年	（西暦）	書籍名	著者，訳者ほか
明治24年	（1891）	按摩術	ライブマイル著，島田完吾，大坪万三 訳
明治26年	（1893）	莱氏按摩術	ライブマイル著，長瀬時衡，足立寛 訳
		西洋按摩小解	長瀬時衡 著
明治28年	（1895）	泰西按摩新論	莱布米兒（ライブマイル）著，長瀬時衡，足立寛，瀬尾清明 訳
明治29年	（1896）	按摩術講本	岡崎亀彦 著
明治32年	（1899）	按摩法手技	アルベルト・ホッファー著，中原貞衛 訳
		按摩法通論	中林吉四郎 著
明治35年	（1902）	マッサージ治療法	長瀬時衡，佐伯理一郎 著
		普通按鍼学	奥村三策 著
明治37年	（1904）	普通按摩鍼灸学	奥村三策 著
明治38年	（1905）	按摩のしおり	中原貞衛 著
明治39年	（1906）	按摩術全書	奈良徳太郎 著，中浜東一郎 閲
		西洋按摩術講義	河合杏平 著，田中苗太郎 閲
明治42年	（1909）	臨床応用按摩術指南	久木田七郎 著，田代義徳 閲
明治43年	（1910）	養生マッサージ自身摩擦術	奥田五百松，村井亥三，畑嘉聞 著
明治44年	（1911）	家庭用衛生マッサージ法全	奥村三策 著
明治45年	（1912）	マッサージ摘要	鬼平武麿 編

サージ書を翻訳することになった旨を述べている．

　中原は，外科の名手として知られ，東京衛戍病院をへて郷里の山形衛戍病院に勤務する．1902（明治35）年には八甲田山雪中訓練中の遭難に際して青森衛戍病院出張を命じられ，生存者17名の大半に四肢切断手術を行った．さらに行軍の責任者山口少佐の主治医であったことから，少佐の自決の真実を知る人物として後世の歴史家の研究対象となっている[5]．

　1904（明治37）年に日露戦争が勃発したため，中原は応召し広島予備病院に派遣される．この時に戦傷者の治療の過程で，ますますマッサージ術の有用性を実感することとなり，按摩術ができる看護人を速成する目的でホッファーの術式を元にした平易な解説書として『按摩の栞』を執筆する．1905（明治38）年に終戦となり，中原は山形衛戍病院院長に栄転し郷里の山形に帰省するが，その帰路で胃潰瘍による穿孔により42歳でこの世を去る．

3．明治のマッサージ書

　明治初期にマッサージ術をわが国へ導入しようとした当事者達は，1901（明治34）年に長瀬時衡，1905（明治38）年に中原貞衛と相次いでこの世を去る．

　しかし，長瀬が設立した仁壽館病院から多くの門弟が巣立ち，全国でマッサージの普及に勤めたものと考えられる．長瀬の最初の著作である『莱氏按摩術』の校正者として名を連ねている，奈良徳太郎，瀬尾清明，松山周雄のうち奈良と瀬尾の活躍が後世の著書からわかる．長瀬から仁壽館を引き継いだ，奈良徳太郎は結核により急逝するが，門下生達が師の論述をまとめ『按摩術全書』として世に出している．また，瀬尾清明は『西洋按摩術講義』の著者である河合杏平とともに，名古屋において「婦人科産科マッサージ」講習所を開設し，後身の指導に当たっている．

　河合は長瀬の下でマッサージを研究していて，陸軍三等軍医として日露戦争に応召した時，広島予備病院において百余名の下士卒に対してマッサージの講義を行ったと自著の序文に記している．河合の著書である『西洋按摩術講義』は版を重ねること7版に及び，第

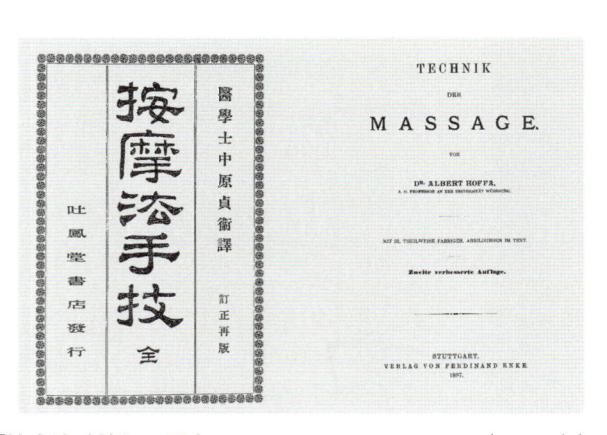

図3　『按摩法手技』の原書 " Technik der Massage "（1887年）の表紙

3版からは『日本マッサージ術講義』と書名を変える．さらに1918（大正7）年には『技術編』と『応病編』に分離し，最終の技術編の第7版は1934（昭和9）年に出版され，長く専門書としての地位を維持した（図4）．

4．盲学校とマッサージ

わが国では，1878（明治11）年から京都と東京と相次いで訓盲院（盲学校）が設立され，1881（明治14）年から職業教育として按摩・鍼治療の教育が行われていた．西洋按摩術としてマッサージが伝来すると，いち早く按摩術のなかに取り入れ，指導が始められている[2]．

当時，東京盲唖学校の教員であった奥村三策は，長瀬らの翻訳書が出版される以前から輸入書を用いて学生の教育に当たっていたと考えられている．そして1890（明治23）年には東京盲唖学校の卒業生の富岡兵吉を東京帝国大学医科大学第一病院に「アンマ手」として就職させ，日本の病院におけるマッサージ師の始まりとなった．

盲学校において1884（明治17）年から視力障害者の職業教育として按摩術と鍼灸術を教育していた奥村三策は，それまでの点字の講義録をまとめ，1902（明治35）年に『普通按鍼学』，1904（明治37）年に『普通按摩鍼灸学』を一般向けに出版する[6]（図5）．

これ以外にも点字においてケロッグ，ブム，ザブドルスキーらの術式が点字翻訳されていて，当時の盲学校が積極的にマッサージ技術を導入していた様子がわかる．

また1903（明治36）年から刊行されていた，東京盲学校の同窓会誌である「六星の光」には，各号にマッサージ術の特集が組まれていて，サブドルスキーやブムらの術式が紹介されていた．このようにして，盲学校でマッサージが職業養育の一環として行われるようになり，卒業生達は全国の病院に就職し，マッサージがいっそう普及することとなった．

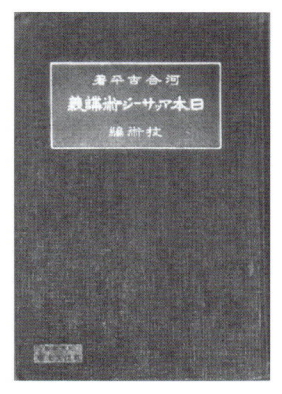

図4　河合杏平が著した『西洋按摩術講義（日本マッサージ術講義）』
第4版より『日本マッサージ術講義』と書名を変え，第7版（1934年）まで出版されている

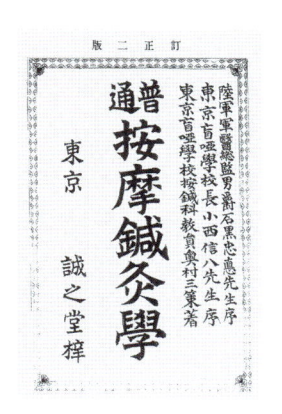

図5　奥村三策の『普通按摩鍼灸学』
東京盲唖学校教員の奥村三策は点字の講義録をまとめ晴眼者向け教科書として出版する

そして，昭和初期にはスポーツ選手に対するマッサージも行われるようになり，留学から帰った体育教師などによるマッサージ書も出版されるようになった．

その後，太平洋戦争が勃発し出版物は途絶えてしまうが，マッサージが戦時中の陸軍病院で盛んに行われていたことが，戦後マッサージ師の養成施設を創設した後藤真一の伝記[7]のなかに伺うことができる．

昭和20年代後半になると，盲学校のマッサージ教育担当教諭の養成を行っていた芹澤勝助東京教育大学教授は，同大体育学部の特別講義を兼務し「保健運動学特論」の名称で「スポーツマッサージ」の講義を行っていて，マッサージは医療以外の分野へも発展するようになった．

5．おわりに

2人の陸軍軍医によってわが国に導入されたマッサージは，医療技術として全国の病院・医院に普及していた．1965（昭和40）年の理学療法士及び作業療法士法の施行後，健康保険制度における「マッサージ」の取り扱いが変わったことから，病院マッサージ師は減少した．しかし，マッサージは医療技術としてだけでなく，スポーツ，美容，リラクゼーションなどの分野での応用が確立され，時代の流れに即して多様化し，発達を続けている．

参考文献
1）芹澤勝助：東西医学の接点に立つマッサージ・指圧法の実際．p.3-13，創元社，1970．
2）長尾栄一：マッサージの伝来と盲人職業．視覚障害教育百年の歩み．p.124-129，1976．
3）和久田哲司：近代日本に於けるマッサージ医療の導入．日本医史雑誌，49（2），2003．
4）日本人名大辞典．平凡社，1937．
5）松木明知：中原貞衛と「第5連隊惨事奥の吹雪」．日本医事新報，No.4071-4，2002．
6）松井繁：奥村三策の生涯．p.12-54，森ノ宮医療学園出版部，2004．
7）市橋宏樹：愛もて生命につくせ―衛生学園の父・後藤真一伝―．衛生学園出版局，北斗書房，1979．

あん摩・マッサージ・指圧の効果
―とくに欧米における手技療法研究の現状―

　あん摩・マッサージ・指圧等の手技療法は，世界各地において痛みの軽減，筋緊張の緩和，リラクゼーションなどを目的に行われてきた[1,2]．手技療法が循環器系，運動器系，自律神経系，免疫系および内分泌系機能へ及ぼす影響に関しての英文文献をレビューし，解説する．

1. 皮膚，筋の循環に及ぼす反応および効果

　皮膚や筋組織の循環の改善は，栄養物質の供給や炎症，疲労物質の除去に重要な役割を果たす．組織循環の改善は，手技療法，とくにマッサージの治効機序を考察するうえで主要メカニズムの1つとして考えられており[3,4]，この領域での手技療法の有用性を十分に検討する必要がある．

　古くは1945年にScull[5]が，マッサージは表層血管を拡張し，循環を促進すると報告した．この効果メカニズムは軸索反射といわれている[3]．

　Wakimら[6]は閉塞プレスチモグラフィを用い，上肢および下肢の循環に対するマッサージの効果を①健常男女，②リウマチ性関節炎患者，③ポリオまたは末梢神経障害による下肢の弛緩性麻痺患者，④上位ニューロン障害による痙性麻痺患者を用いて検討した．刺激には2種類のマッサージ手技を用い，比較検討を行った．1つ目の手技は重擦法（deep stroking）*と揉捏法で，求心性に各肢につき15分間マッサージした．マッサージは理学療法士が行った．2つ目の手技は強刺激マッサージで，重擦法，揉捏法および強擦法を用い，上肢は15分間，下肢は20分間マッサージした．強刺激マッサージは理学療法とマッサージのトレーニングを受けた医師により行われた．上肢および下肢片側のマッサージ前後に血流の測定を行い，非施術側と比較した．重擦法と揉捏法のマッサージ刺激後に施術肢側における循環の上昇がみられたが，この反応は弛緩性麻痺患者でのみ観察され，健常者，リウマチ性関節炎および痙性麻痺患者ではそのような反応はみられなかった．強刺激

---

*重擦法（deep stroking）：ストローキングは皮膚や浅い皮下組織に刺激を与えたい場合には軽く行い，深部の組織に刺激を与えたい場合には強く行う．重擦法は深部の組織にまで刺激が到達するように強い圧を加えながら，軽擦法よりもゆっくりと行う．

マッサージは施術肢側の循環を顕著に上昇させた．用いられたいずれの手技も施術反対肢側の循環に影響を及ぼさなかった．この報告はレビュー論文やテキストなどでも頻繁に引用されているが，弛緩性および痙性麻痺群は数名での検討であり，統計学的検討は行われていない．

HovindとNielsen[7]は22〜32歳の健常男女9名に対し，マッサージ刺激が腕橈骨筋，外側広筋の筋血流に及ぼす影響を^{133}Xenonクリアランス法で調べた．マッサージ手技は揉捏法と叩打法の2種類を理学療法士が行った．マッサージ刺激2分間の叩打法後において，腕橈骨筋，外側広筋ともに有意な筋血流の上昇がみられ，10分後まで持続が観察された．揉捏法では有意な変化は認められなかった．

HansenとKristensen[8]は^{133}Xenonクリアランス法を用い，マッサージ，治療用超音波，短波ジアテルミーが下腿三頭筋部の皮下および筋血流に及ぼす影響を調べた．マッサージは理学療法士により行われ，軽擦法で求心性に下腿部を5分間マッサージした．筋血流の変化では，マッサージ刺激中に筋血流が有意に上昇し，刺激直後に低下する反応がみられた．治療用超音波および短波ジアテルミーによる刺激では有意な反応はみられなかった．皮下血流に関しては，マッサージ，治療用超音波，短波ジアテルミーいずれの介入においても有意な変化は認められなかった．

WyperとMcNivenら[9]は，赤外線，アイシング，短波ジアテルミーおよびマッサージの筋血流に対する効果を^{133}Xenonクリアランス法で調べた．マッサージは弱刺激と強刺激による軽擦法，揉捏法，叩打法を理学療法士が行った．マッサージおよび他の物理療法刺激中において有意な反応は認められなかった．マッサージと物理療法直後に運動を行わせており，血流量の上昇が運動中にみられた．運動の種類，強度などに関する詳細な記載はない．血流測定は刺激中および運動中に行っており，刺激後効果については検討されていない．この研究デザインでは，運動中の測定結果に直前のマッサージと物理療法による持ち越し効果が混入している可能性を否定できない．

HovindとNielsen[7]，HansenとKristensen[8]，WyperとMcNiven[9]らが血流評価に用いた^{133}Xenonクリアランス法は，放射性同位元素（キセノン）を注射するという侵襲的手技を要し，針刺入部位の局所的充血が起きることが知られている[9]．全身反応を起こすことも想定され，検査手技そのものによる反応の影響を考慮しておく必要がある．

TiidusとShoemaker[10]は，軽擦法および強擦法マッサージが大腿四頭筋の循環に及ぼす作用について，ドップラー血流計を用いて調べた．マッサージはマッサージ師により行われた．刺激前，10分間のマッサージ刺激中およびマッサージ後に行わせた随意筋収縮運動後における血流量を評価し，10分間の刺激中において血流に影響はみられなかった．随意筋収縮運動後の筋血流量は有意に上昇した．この研究では，マッサージを片側に行い，反対側をコントロールとして比較研究を行っているが，中枢を介した全身的反応の影響を排除できないため，望ましいコントロールとはいえない．その後，同グループは，マッサージが大腿四頭筋と前腕屈筋の血流に及ぼす影響についても報告している[11]．マッサー

ジはマッサージ師により行われた．5分間のマッサージ刺激中における血流量は用いられたいずれの手技（軽擦法，揉捏法，叩打法）においても，刺激前と比較し有意な変化はみられなかった．マッサージ後に行わせた随意筋収縮運動後においては，大腿四頭筋と前腕屈筋の血流量が有意に上昇した．著者らはこれらの研究結果をおもな根拠に，その後のレビュー論文[12, 13]においても，血流の促進にはマッサージよりも反復的随意筋収縮運動が効果的であるとの見解を示している．

Drustら[14]はマッサージ前後の皮膚および筋内温の変化を調べた．健常男子7名に対しマッサージ師が重擦法により外側広筋に求心性に5分，10分または15分間マッサージおよび超音波による刺激をそれぞれ別の日に行った．マッサージ後の皮膚温と浅層筋温（深度1.5 cm）は5分，10分または15分間いずれの施術時間においても超音波刺激と比較し，有意に上昇した．しかし，深層筋温（深度2.5 cm）では，マッサージとコントロール群との間に差はみられなかった．マッサージ後の皮膚温と浅層筋温の上昇は手技による摩擦効果による熱産生であろうと考察している．また，この研究では心拍数の変化も報告しているが，5分，10分，15分いずれのマッサージ刺激でも超音波刺激と比較し，有意に心拍数を上昇させている．マッサージ刺激が交感神経のβ受容体系の興奮反応を起こしていることが示唆される．

森ら[15]は腰部の皮膚および筋血流に対するマッサージの効果を近赤外線分光法により検討し，29名の健常男性に持続的随意筋収縮（90秒の体背屈保持）を行わせ，筋疲労を作成し，マッサージと休息条件下で2度実験を行った．マッサージは腰部に5分間，軽擦法，揉捏法，圧迫法がマッサージ師により行われ，マッサージ後に有意な皮膚および筋血流の上昇がみられた．

近年行われた研究では，Wiltshireら[16]は12名の健常者に40% MVC（maximal voluntary contraction；最大随意収縮）での持続的ハンドグリップを行わせ筋疲労を作成した．安静，active recoveryおよびマッサージをそれぞれ10分間行った場合における筋血流および乳酸除去効果を調べた．施術はマッサージ師により行われた．結果は安静時と比較し，マッサージを行った場合に前腕部筋血流が減少し，乳酸の除去も阻害されていた．しかし，active recoveryもマッサージとほぼ同じ反応を示しており，少し疑問の残る研究である．また，刺激中のデータしか解析されておらず，刺激後反応を含めた研究が期待される．

Hindsら[17]は，13名の健常者を対象にマッサージが大腿四頭筋負荷運動後の下肢血流に及ぼす影響を検討した．各被験者は，別々の日にマッサージによる介入とコントロール（休息）の2回実験に参加した．マッサージは理学療法士により大腿四頭筋部へ重擦法と揉捏法が12分間行われた．マッサージ後に皮膚血流と皮膚温の上昇はみられたが，他の指標（大腿動脈血流，筋温度，血中乳酸濃度，心拍数および血圧）に関してはコントロールとの差は認められなかった．

Castoro-Sanchezら[18]は，98名の末梢動脈障害（leriche-fontaine分類でStage Iまた

はⅡa）を併発の2型糖尿病患者を対象に結合織マッサージの臨床研究を行った．介入は両群ともに週に2回，15週間行われ，マッサージ群の患者に対してはマッサージ師により1時間の結合織マッサージが背部および下肢に行われ，コントロール（プラシーボ）群へはシャム磁器治療器が腰部と膝窩部へ30分間当てられた．介入15週間終了後の評価において，大腿および下腿動脈の血流増大および足指の皮膚血流上昇がマッサージ群でのみみられ，群間での有意差も検出された．足指の血中酸素濃度の上昇もマッサージ群でのみみられた．心拍数の変化は両群ともにみられなかった．マッサージによる血流改善効果は，6か月および1年後のfollow-up評価時においても持続傾向が認められた．間欠性歩行の改善度の評価では，最高歩行距離スコアがマッサージ群で高くなり，群間差も認められた．また，その効果は6か月目の評価においても持続していた．歩行速度スコアにおいては，両群ともに変化は認められなかった．

　Seftonら[19]は，17名の健常者を対象に赤外線サーモグラフィを用い，マッサージによる血流への影響を調べた．クロスオーバー反復測定法によりマッサージ，ライトタッチ（被験者の体に同時間触れておくだけ）および休息の3条件で反応を比較検討した．マッサージは頸肩背部に20分間，マッサージ師により行われた．ライトタッチおよび休息の条件での反応との比較で，マッサージ刺激後に前胸部，後頸部，上背部，中背部，上腕部領域の皮膚温の有意な上昇が認められた．

　マッサージが血流に及ぼす影響について検討を試みたが，手技療法の循環に対する影響に関して，これまでの報告ではかならずしもまとまった見解は得られておらず，現時点ではマッサージが筋血流を改善すると結論づけるデータは十分あるとはいえない．研究プロトコールの違い（マッサージ手技，刺激中または刺激後での評価，部位差，血流検査方法など）が結論づけを困難にしている．評価方法に関しては，血流の改善が検査手技によるものか，または介入（マッサージ）によるものかが明確になる検査方法，研究デザインを用いて研究していく必要性がある．循環は代謝の必要性に応じて均衡を保つ働きがあり，正常例においてはマッサージが筋血流に与える影響は刺激中大きくはないと考えられる．また，外的介入によりもたらされた局所血流の増大は，ホメオスターシスにより長期間は持続しないと思われる．

　今後の研究においては，人工的に虚血状態を作成した条件で刺激中，刺激後反応を含め検討を重ね，反応は局部的なものなのか，全身性の反応か，または体表に近い皮膚，皮下組織で起きている反応か，または筋で起こっている反応か，分けて検討，整理していくことが臨床上においても重要である．また，前述の糖尿病患者を対象とした研究[18]のように，何らかの病的な循環障害が起きている例においての臨床的効果についての研究をさらに進めていく必要がある．

2．手技療法が筋に及ぼす影響

　臨床の現場では，疲労回復の促進や運動後の筋肉の痛みの除去を目的として，日常的にマッサージが行われてきた[20,21]．おもに筋疲労，遅発性筋痛に対するマッサージの効果および筋機能に対するマッサージの効果を筋電図学的に調べたものについて述べる．

1）筋疲労に対する手技療法の効果

　筋疲労とは，最大運動出力または運動量が低下した状態と定義されている[22]．そのなかでも収縮時における1つの筋または協力筋群の限局的疲労は，局在性筋疲労[23]と呼ばれている．腰背部筋の耐久力，持久力低下と慢性の腰痛の関連性を示唆した研究[24]もあり，筋疲労の除去効果，筋耐久力向上に対する手技療法の効果と有用性について整理，検討する意義は大きい．

　疲労の評価方法としては，乳酸などの疲労物質を調べる方法がよく用いられ，疲労改善に対するマッサージの効果指標としても使われている[25～28]．

　Guptaら[25]は，男性運動選手10名の運動負荷後の回復を血中乳酸濃度の除去速度をおもな指標として調べた．自転車エルゴメーターを用い，定量化した運動負荷を各被験者に行い，坐位での休息40分間（passive recovery：PR），最大運動量の30％での自転車運動40分間（active recovery：AR），またはマッサージ10分間（massage recovery：MR）の3種類の回復モードを無作為に別の日に行わせ，負荷運動終了直後，3分，5分，10分，20分，30分，40分後の血中乳酸濃度を測定し，評価した．マッサージは理学療法士により行われ，上肢と下肢のみを揉捏法と軽擦法で刺激した．ARでの血中乳酸濃度は負荷運動5分後から40分後までPRに対し，有意に低かったが，MRでの血中乳酸濃度はARとPRに対し有意な差がなく，ARが血中乳酸の除去にもっとも効果的であった．マッサージは血中乳酸除去に明確な影響を及ぼさなかった．著者らは考察で，マッサージは全身に長い時間行うべきだったかもしれない，と述べている．

　Hemmingsら[26]はアマチュアボクサー8名の疲労回復度を調べた．ボクシングエルゴメーターによる負荷運動を2回行わせ，介入（20分間のマッサージまたは休息）を負荷の間に行った．マッサージはマッサージ師が下肢，背部，肩および上肢に軽擦法と揉捏法を用いて施術した．血中乳酸濃度は，介入前後の評価において差がなく，負荷2回目の血中乳酸濃度はマッサージ群の方が高かった．介入直後における自覚的疲労回復度スコアは，マッサージ条件時が休息時と比較して有意に高く，筋機能回復に対するマッサージの心理的効果は支持された．しかし，生理学的根拠に対しては疑問符を投げかけている．

　Monederoら[27]は，18名の健康な自転車選手を対象に介入の違いによる疲労負荷からの回復を調べた．坐位休息（passive recovery：PR），最大運動負荷50％での自転車運動（active recovery：AR），マッサージ，マッサージとARを組み合わせたもの（combined recovery：CR）の4種類の介入を別の日に行い，運動負荷からの回復効果を比較検討し

た．介入時間はいずれも15分間である．マッサージはマッサージ師が軽擦法，叩打法を下肢後面へ行った．自転車エルゴメーターで5kmの最大運動を2回行わせ（T1，T2），T1とT2の間に介入を行った．マッサージとARを行ったCRが2度目の運動タイムの増加をもっとも効果的に抑制した．血中乳酸濃度の除去率は，ARとCRがマッサージとPRよりも効果的であった．CRにおいては，AR時にもっとも大きな血中乳酸濃度の低下が起きており，血中乳酸の除去はARがもっとも効果的であると結論している．

　Monederoらの結果をふまえ，Robertsonら[28]は自転車エルゴメーターによる運動負荷後の乳酸除去効果をARのみとARにマッサージを組み入れた場合において比較検討した．9名の健常男性を対象に実験2日前の食事や運動内容をコントロールするなど，さらに厳格なプロトコールを用い，クロスオーバーデザインで研究した．マッサージは理学療法士が軽擦法，揉捏法，把握揉捏法，鋸切状揉捏法，回転法で20分間，下肢前面と後面を施術した．血中乳酸濃度の除去率はマッサージを行った場合と行わなかった場合で差はみられなかった．しかし，Wingate Test*による疲労指標では，マッサージを行った場合，有意に低くなっており，マッサージが何らかの形で筋機能に影響することが示唆された．激しい運動後の低強度運動，いわゆるactive recoveryの有用性[29〜31]はかなり確立されているため，ARと組み合わせたマッサージの付加価値とメカニズムについて，今後さらに検討を重ねていく必要性があると思われる．

*Wingate test: 1970年代にイスラエルのWingateインステチュートで開発された自転車エルゴメーターによる30秒間の最大運動負荷テスト．運動生理学領域で広く用いられている検査法のひとつ．

2）遅発性筋痛に対する手技療法の効果

　遅発性筋痛（delayed onset muscle soreness：DOMS）は，運動後1，2日後に起きる筋肉の痛み，不快感および張り感で，とくに伸張性収縮運動後に発症しやすいとされている[32]．DOMSの仮説機序としては，乳酸の蓄積，筋のスパズム，結合組織の損傷，筋の損傷，炎症，酵素流出説などがあげられている[33]．DOMSに対しては，抗炎症薬，ストレッチ，運動，アイシング，超音波療法，マッサージなどによるアプローチが提唱されている[33]が，ここではDOMSに対するマッサージの効果を述べる．

　Rodenburgら[34]は50名の男性被験者に上腕の伸張性収縮運動を行わせ，上腕屈筋群にDOMSを作成した．無作為割り付け後，治療群にはウォームアップとストレッチ運動を伸張性収縮運動前に行わせ，マッサージを伸張性収縮運動後15分後に施した．コントロール群は無処置とした．マッサージは理学療法士により行われ，上腕二頭筋と上腕筋を目標に軽擦法，叩打法，揉捏法などの手技を15分間行った．DOMSは治療群とコントロール群で有意な差があった．また，等張性運動の最大張力，肘屈曲可動域，血清中クレアチンキナーゼ（CK）値でも有意差が認められたが，ミオグロビン濃度および肘伸展可動域では有意差が認められなかった．この研究では，ウォームアップ，ストレッチ運動，マ

ッサージ療法の複合効果をみているため，マッサージ施行がDOMSの軽減や用いられた他の指標に対し，どの程度寄与したのかは明確ではない．

　Smithら[35]は，上腕二頭筋および上腕三頭筋の伸張性および短縮性収縮負荷後のDOMSに対するマッサージの影響を調べた．上肢（運動側）へのマッサージは運動負荷2時間後に理学療法士により30分間行われた．軽擦法，振せん法，揉捏法，強擦法（cross fiber massage）などを組み合わせたマッサージを行い，手技のスピード，深さはオーディオテープにより統一を図った．DOMSおよびCKはマッサージ群においてコントロール群と比較し，有意に低かった．反対側から採取した血中好中球はマッサージ群で持続的に上昇していた．局所への好中球蓄積による炎症がDOMSを引き起こすと指摘している論文[36]もあり，興味深い点である．血清コルチゾールもマッサージ群で上昇傾向がみられる．通常，マッサージはリラクゼーション反応を起こし，副交感神経刺激となる場合が多いと思われるが，この研究で用いられた手技はかなり強刺激と考えられ，全身反応としては交感神経の興奮を引き起こしていると思われる．著者らは負荷強度，負荷を与える筋の違いおよびマッサージ施行のタイミングが結果に影響を及ぼすと考察している．運動負荷2時間後にマッサージを行う意義の1つとして，好中球蓄積による急性炎症が組織損傷2，3時間後に起きてくることをあげている．

　Hilbertら[37]は，男女18名のハムストリングスの伸張性収縮負荷によるDOMSの変化を無作為に割り付けたマッサージ施行群（9名）とプラシーボマッサージ群（9名）との間で比較検討を行った．マッサージは理学療法の学生により行われ，軽擦法，叩打法，揉捏法の手技を20分間行った．マッサージ中，テープを流し，手技のリズムの統一を図った．プラシーボマッサージ群はマッサージ師が不活性のローションを下腿へ塗布し，マッサージ施行群と同様のテープを聞きながら20分間休息した．介入（マッサージ，プラシーボ）は運動2時間後に行った．マッサージは好中球数，筋力，関節可動域に影響を及ぼさなかった．また自覚症状の変化では，マッサージ施行群は痛みによる不快感に対しプラシーボマッサージ群と差はなかったが，運動48時間後のDOMSの痛みの強さの評価では有意差が認められ，マッサージはDOMSの自覚症状を軽減させることが示唆された．

　競技スポーツの現場では，アスリートからのマッサージの需要が大変大きく，施術の多くはトレーニングおよび競技後のDOMSの予防，筋機能の回復促進を目的に行われている[4,20]．システマティック・レビュー[38]では，DOMSに対してマッサージが有用である可能性が指摘されている．しかし，Jonhagenら[39]によるその後の研究および他のレビュー論文[12,13]では，DOMSに対してのマッサージの有用性は肯定されていない．今後の研究では，より多くの被験者での研究と同時に刺激の種類，マッサージ施行のタイミングなどによる効果の違いも検討していく必要性がある．

3）筋機能に対するマッサージの筋電図学的検討

　マッサージ刺激中は脊髄前角運動細胞の興奮が抑制されることが，健常者[40～45]および脊髄損傷患者[46]において報告されている．

　Sullivanら[43]は，16名の健常男女を対象に誘発筋電図H波を指標として脊髄前角運動細胞の興奮性に対するマッサージの影響を調べた．H波は下腿三頭筋より導出した．マッサージは同側の下腿三頭筋およびハムストリングス，反対側の下腿三頭筋およびハムストリングスへ揉捏法をそれぞれ4分間行い，各部位刺激中および刺激前後のH波を比較検討した．H波振幅の低下は同側の下腿三頭筋マッサージ中にみられ，α運動ニューロン興奮の抑制がマッサージ刺激側でのみ起こることが示唆された．

　Goldbergら[44]は，20名の健常男女を対象にマッサージ手技（3分間）の強さがH波に及ぼす影響を調べた．H波の振幅は強マッサージ中（圧2.5 kPa）において49%，弱マッサージ中（圧1.25 kPa）において39%低下した．手技療法による誘発筋電図H波高の抑制は刺激中の反応であり，効果は刺激後まで持続しない[40～46]．また，反応には皮膚受容器の大きな関与はなく，筋の機械的受容器を介した反応と考えられている[41]．

　Seftonら[47]は，16名の健常者を対象にマッサージが筋活動に及ぼす影響を調べた．クロスオーバー反復測定法によりマッサージ，ライトタッチ（被験者の体に同時間触れておくだけ）および休息の3条件で反応を比較検討した．マッサージは頸肩背部に20分間，マッサージ師により行われた．ライトタッチおよび休息の条件での反応との比較で，マッサージ刺激後に，前腕屈曲筋より導出したH波高/M波高比の有意な低下がみられ，マッサージはα運動ニューロン興奮を抑制することが示された．さらに，最大随意等尺性収縮時における上部僧帽筋の筋電図振幅もライトタッチおよび休息条件と比較し，有意な低下がみられた．

　筋電図（EMG）の電気信号を高速フーリエ変換して得られたパワースペクトルは，筋疲労を反映するといわれている．田中ら[48]は，EMGパワースペクトルの平均周波数（mean frequency：MNF），周波数中央値（median frequency：MF），実効値（root mean square）を指標として局在性筋疲労[23]に対する手技療法の効果を調べた．29名の健常男性に持続的随意筋収縮（90秒の体背屈保持）を行わせ筋疲労を作成し，マッサージと休息条件下で2回実験を行った．マッサージは腰部に5分間，軽擦法，揉捏法，圧迫法がマッサージ師により行われた．EMGスペクトルのMNF，MF値は負荷中，経時的に有意な低下が認められたが，介入（腰部のマッサージまたは休息）による差はみられなかった．森[15]が同様のプロトコルで筋血流を指標として行った研究では，マッサージ後に有意な筋血流の上昇がみられており，手技療法が疲労代謝物質の除去を促すことを示唆している．その後，Barlowら[49]は，大腿二頭筋への30秒持続的随意筋収縮後に15分間のマッサージをハムストリングスに対して行い，EMGへの影響を調べ，報告した．施術はマッサージ師により行われた．筋電図平均積分（averaged/integrated）およびMFともにコントロールとの差は認められなかった．しかしこの研究においては，負荷中

のMF勾配にも有意な変化は検出されておらず，負荷強度や持続時間の設定にも問題があったと思われる．

筋疲労時に観察されるEMGスペクトルの低周波成分へのシフトは乳酸などの代謝物質の蓄積による活動電位の伝導速度の低下が関与していること[50〜53]を考慮すると，EMGで反応をとらえることは可能と考えられる．今後の研究では，より筋疲労を感度よく反映するType II線維の筋群に疲労を作成する[54,55]等，研究デザインを変えてさらに検討を重ねていく必要がある．

3．手技療法が自律神経機能へ及ぼす影響

マッサージは古くから心身のリラクゼーションを目的として用いられてきた[2,3,56]．リラックス反応[57]は，交感神経の抑制，副交感神経の亢進という自律神経を介した反応と思われる．

欧米におけるターミナルケア医療の現場では，患者の痛みの軽減，精神の安定，リラクゼーションなどを目的に看護師によるマッサージが行われている．頸部から腰部にかけて脊柱両側を緩いリズム（60 stroke/min）の軽擦法を行う法〔slow stroke back massage：SSBM[58]〕がおもに用いられている．

FakouriとJones[59]は，高齢者介護施設入所中の18名を対象にマッサージのリラクゼーション効果を検討した．マッサージは伏臥位または側臥位でSSBMを3分間行い，心拍数，皮膚温（手掌），血圧の変化を調べた．マッサージ前と直後および10分後において，有意な心拍数の減少と皮膚温の上昇がみられた．収縮期血圧がマッサージ直後において減少した．コントロール群は設けられていない．SSBMの効果は，その後Meek[60]により30名のホスピス入所者を対象に追試的検討が行われ，マッサージ後の収縮時血圧，拡張期血圧および心拍数の低下と末梢皮膚温の上昇が報告されている．リハビリテーション病院へ入院中の脳卒中患者を対象にSSBMを行った研究[61]では，収縮期血圧，拡張期血圧と心拍数の低下および痛みと不安症状の低下が示された．

BarrとTaslitz[62]は10名の健常女子学生を対象に研究を行った．マッサージは理学療法士により背部へ20分間行われた．統計処理は行われておらず，結論付けが困難であるが，刺激中において収縮期血圧，心拍数，電気皮膚反応（GSR），体温が上昇し，瞳孔径が拡大する傾向がみられ，交感神経機能の亢進反応が示唆された．休息コントロール条件下では，変化は認められなかった．

結合織マッサージは皮下の結合組織を対象とした手技療法で，治効機序のひとつとして自律神経を介した反射があげられている[63]．KisnerとTaslitz[64]は9名の健常男女を対象に結合織マッサージの効果を調べた．結合織マッサージ刺激中，心拍数，血圧が上昇し，電気皮膚反応と末梢皮膚温は低下する傾向がみられ，交感神経の興奮が示唆された．結合織マッサージ刺激中と刺激後の心拍数，拡張期血圧は軽擦法，休息時と比較し，有意な差

がみられた．刺激（結合織マッサージ，軽擦法）は理学療法士により坐位で20分間行われた．刺激後反応は臥位で観察しており，体位変換による自律神経反応による変化が大きく混入し，結果の考察を複雑にしている．

　Reed と Held[65]は，14名の健常な中高年（平均61.3歳）男女を結合織マッサージ群（$n=8$），プラシーボ群（$n=6$）に分け研究を行った．各被験者に対し9回介入を行い（週3回×3週），心拍数，電気皮膚反応，血圧，末梢皮膚温を記録した．結合織マッサージ群の被験者に対しては坐位で理学療法士が結合織マッサージを腰部へ15分間行い，プラシーボ群に対しては同部位へ偽超音波が15分間施された．介入後15分後までの反応を坐位の状態のまま観察した．経時的変化はどの指標にもみられず，群間での差も検出できなかった．著者らは結合織マッサージが自律神経機能へ影響を及ぼさないと結論している．

　Delaney ら[66]は，筋・筋膜トリガー・ポイントマッサージが自律神経機能に及ぼす影響について心拍変動解析を用いて検討した．研究は30名の健常者を年齢，性別を均等にランダム割り付けした2群（マッサージまたは休息）で比較を行った．マッサージはフィットネススポーツ療法士により行われた．後頭下筋群と僧帽筋のトリガー・ポイントマッサージと肩背部と頭部への通常のマッサージ（軽擦法，揉捏法，叩打法など）を20分間行った．心拍変動のデータは刺激前と刺激直後の2度，それぞれ5分間記録した．心臓副交感神経の指標とされる心拍変動の高周波成分（HF）が，マッサージ後，有意に増加した．また，心拍変動の高周波成分に対する低周波成分比（LF/HF比）の低下および心拍変動の時間領域の指標（SDRR，RMSSD，PNN50）の変化からも，刺激直後における副交感神経の高まりと交感神経機能抑制が示唆される．さらに，収縮期および拡張期血圧も刺激群において有意に低下した．体温調節と関連が深いといわれている超低周波（VLF）成分でも有意差が出ているが，この周波数成分の検討には最低でも約55分間の心電図記録が必要といわれており[67]，再検討が必要である．

　Lindgren ら[68]は22名の健常者を対象にマッサージによる生理学的反応を検討した．クロスオーバー法により，各被験者に対し介入（マッサージ）とコントロール（休息）条件で2回実験を行った．施術はマッサージのトレーニングを受けた病院集中治療室の女性スタッフ6名により手掌，手背，足底，足背部へ80分間行われた．自律神経機能に対する反応ではマッサージ開始5分後に有意な心拍数の減少が起こり，反応は刺激中持続的に継続し，施術終了後戻る傾向がみられた．心拍変動に関しては解析されたすべての指標（total power，HF，LF，VLF，LF/HF比）において，マッサージ開始5分後より持続的に低下する傾向がみられた．とくに，5分後のHF成分においてはコントロールとの間で有意な群間差が認められた．前述のDelaneyら[66]の研究では，刺激後HFは高まっているが，本研究は刺激中および刺激後5分においても低下を示している．HFが休息時よりも低下したということは，刺激が副交感神経抑制反応を引き起こした可能性が考えられるが，交感神経機能を反映する指標も同時に低下している．著者らは自律神経機能の活動レベルが刺激により全体的に低下したと考察している．唾液コルチゾールおよび血中イ

ンスリンなども刺激前後に採取され検討されているが，コントロール条件と有意な差はみられていない．

自律神経機能の非侵襲的指標として，心拍数，血圧，皮膚電位変化，末梢皮膚温，脈波などが用いられているが，これらは自律神経を総合的に評価あるいは主として交感神経機能を反映する検査法である．その意味で，心拍変動解析は副交感神経の活動状態を非侵襲的に観察できるものであり，注目される．心拍の周波数成分は呼吸周波数に大きく影響される[69,70]が，Delaneyら[66]およびLindgrenら[68]の研究では，呼吸のコントロールに関しての記載はみられない．実験中被験者が深呼吸を一度行ったのみでも，心拍変動指標に重大な影響を与えることはよく知られており，非常に重要な部分であるが，その点に十分な配慮をした論文は少ない[71,72]．今後は介入による交感，副交感神経反応をより明確にするために，実験中，呼吸制御を行うか，またはクロススペクトル解析などの手法を用いて呼吸バリエーションによる影響を排除したうえで，さらに検討を重ねていく必要がある．

現代医療の現場では，心筋梗塞など，心循環器系が不安定な状態にある患者に対しての背部マッサージの施術は一部で制限されてきた[73,74]．Tylerら[75]は173名の危篤患者を対象に研究を行った．側臥位での1分間の背部マッサージ後に心拍数は直後に有意に上昇し，血中酸素濃度は減少した．交感神経の緊張反応が示唆されるが，著者らは考察で，マッサージは軽い興奮反応を起こしたが，危篤な病状にある患者でも十分に許容できる範囲であったと述べている．また，実験時における肉体的疲労や精神的ストレス（気管内チューブなどの侵襲的医療装置がついた状態）が結果に影響した可能性に触れている．対象の約7割は外科的介入が行われていた．この研究はFakouriとJonesら[59]の研究と同様，コントロール群での検討がなされていないため，介入以外の外的要因がどの程度影響したのかは不明である．

McNamaraら[76]は，心臓カテーテル検査前の46名の患者を対象にマッサージの研究を行った．マッサージは側臥位で肩から殿部にかけて軽擦法，揉捏法を20分間行った．マッサージ後，収縮期血圧が低下したが，心拍数，心拍変動（高周波数成分），皮膚温に関しては有意な変化がみられなかった．この研究の被験者の多くは抗血小板療法（80％），βブロッカー（65％）を服用中であったが，循環器系疾患に用いられる多くの薬物は自律神経機能に働きかけ，心拍変動にも影響を及ぼすことが知られている[77]．それら交絡因子に対するコントロールは行われていない．

Kayeら[78]は筋の緊張およびスパズムを訴える被験者に対し，45〜60分間の深部筋マッサージの効果を検討した．マッサージ師による施術前後の比較において，収縮期血圧（－10.4 mmHg），拡張期血圧（－5.3 mmHg），MAP平均血圧（－7.0 mmHg）および平均心拍数（－10.8拍/分）の有意な低下がみられた．263名を対象としたマッサージの直後効果を示すデータであるが，コントロール群は設けられておらず，これらの効果がマッサージの特異的作用によるものとは結論できない．

Dayら[79]は28名の事務職員をマッサージ群とコントロール群に割り付けて研究を行った．マッサージ群に対しては，マッサージスクールの学生7名が頭部，頸部，肩部および手腕部への20分間の坐位マッサージを週1回4週にわたり行った．20分間のマッサージ前後における直後効果の検討では，収縮期血圧と拡張期血圧の有意な低下がみられた．また，第1週と第4週目の比較においても，収縮期血圧と拡張期血圧の有意な低下がみられた．コントロール群においては，有意な変化はみられなかった．

最後に，近年米国クリーブランドクリニックにて開胸心臓手術後患者を対象にマッサージの大規模臨床試験[80]が行われ，報告されたので紹介する．252名の患者を通常の術後ケア群と通常の術後ケア＋マッサージ群に割り付けを行った．マッサージ群には，マッサージ師により30分間の頸部，背部および四肢への求心性手技が術後5日目までに2回行われた．術後における痛み，精神状態，心拍数および呼吸数の指標に両群での差は認められなかった．血圧に関しては，マッサージ群で初回施術時において収縮期血圧と拡張期血圧の低下がみられたが，2回目施術時においては違いがみられなかった．また，術後の心房細動発生率と要退院日数に関しても両群では差が認められなかった．著者らはマッサージの明確な効果がみられなかった点につき，被験者の9割がマッサージの受療経験がなかったこと，また継続的に鎮痛薬が投与されていたことなどが評価指標に影響した可能性をあげている．さらに，マッサージによる治療的な有用性は認められないため，現時点では自費でのオプション治療として提供されるべきであると提言している．今回は説得力のあるデータは得られていないが，全米トップレベルの高度医療センターで将来的な術後マッサージの保険医療への包含を視野に入れた臨床試験が行われたことは意義深いといえる．

自律神経機能に対する手技療法の効果を検討した．マッサージが交感神経緊張を引き起こすことを示唆している報告，副交感神経機能の亢進反応を示唆している報告などがあり，マッサージにより引き起こされる自律神経機能の反応に特定の方向性は見いだせない．手技療法後の反応は，刺激量〔刺激の種類（手技），刺激時間，刺激の強さ（力の加減）〕，被験者の体位などにより変化すると思われる．痛み，不快感のない適正な手技が行われた場合は，リラックス反応が通常導き出せると思われる．今後は手技の違いなどによる自律神経の反応性を整理，検討していくことが重要課題である．また，心拍数や血圧の変化を指標とした研究においては，圧受容器反射が正常に機能している健常被験者では，手技療法刺激による反応は大きくないと思われる．病的状態にある被験者を用いた今後の研究に期待したい．健常者を用いた研究では，ストレス負荷をかけたうえでの研究など，プロトコールの工夫も必要かと思われる．

これまでの研究の多くは，刺激中ではなく，刺激後反応を観察しているが，手技療法などによる触圧刺激による生体の反応は刺激中と刺激後反応が同一とはかぎらず，むしろ逆方向を示す場合もみられる．この点は臨床において衰弱者や自律神経が不安定な患者が対象となる場合は，安全性という観点においても重要である．今後の研究では，刺激中の反応がみられる指標を用い，刺激中と刺激後反応とに分けて検討していく必要がある．

4．マッサージが免疫機能に及ぼす影響

ここでは，エイズウイルス（HIV，ヒト免疫不全ウイルス）感染者に対してマッサージを行った研究を紹介し，免疫に対する手技療法の効果と可能性について述べる．

Ironsonら[81]は，29名の男性同性愛者〔20 HIV（＋），9 HIV（－）〕に対しマッサージを週5回1か月にわたり行った．マッサージはマッサージ師またはマッサージ師取得見込みの者がリラクゼーションを目的とした手技で全身に45分間行った．マッサージ初回における直後効果の検討では，不安症状の評価として特性不安検査（state-trait anxiety inventory）を用いたスコアが，マッサージ前38.79（SD=9.98）からマッサージ直後27.32（SD=5.50）に有意に低下した．さらに，唾液コルチゾールも，マッサージ前0.88 μg/dl（SD=0.92）からマッサージ直後0.16 μg/dl（SD=0.09）に低下し，マッサージのリラックス作用が示唆された．1か月間のマッサージ後，ナチュラルキラー（NK）細胞数（CD56），細胞傷害性NK細胞，細胞傷害性CD8サブセット数，可溶性CD8細胞数に有意な変化がみられ，マッサージが細胞傷害性の免疫機能を活性化させることが示唆された．疾患進行度指標（CD4，CD4/CD8比，β_2ミクログロブリン，ネオプテリン値）に対しての変化は観察できなかった．さらに，HIV陽性の被験者での検討では，マッサージ後の不安症状の低下と1か月間にわたるマッサージ後におけるCD4細胞数（$r=-0.66$，$p<0.01$），CD8細胞数（$r=-0.57$，$p<0.02$）およびCD56リンパ球数（$r=-0.76$，$p<0.01$）の増加との間に有意な相関がみられた．手技療法後における自律神経反応が，治療継続による免疫機能の長期的効果を予測する手がかりになる可能性を示唆しており，興味深い．

Diegoら[82]は，マッサージがHIV陽性の10代女性の免疫に及ぼす影響を調べた．マッサージ群（$n=12$）とリラクゼーション療法群（$n=12$）に分け検討した．マッサージ群の被験者はマッサージチェアを用いた坐位で背部を20分間，マッサージ師による施術を受けた．マッサージ群，リラクゼーション療法群ともに介入は週2回の頻度で12週にわたり行われた．被験者による主観的評価では，マッサージ群，リラクゼーション療法群ともに特性不安検査尺度の低下がみられた．心理的うつ状態を測定できる指標であるCES-D尺度（center for epidemiological studies-depression scale）によるうつ状態の軽減はマッサージ群のみで観察された．NK細胞数（CD56），NK細胞マーカー（CD56+CD3-）の増加がマッサージ群でみられた．疾患進行度指標（CD4+細胞数およびCD4/CD8比）に対してもマッサージ群で効果がみられた．これら免疫指標に対しての有意な変化はリラクゼーション療法群ではみられずマッサージ群においてのみ観察されており，免疫機能に対して，マッサージはリラクゼーション反応とは別の機序で特異的に作用している可能性がある．マッサージ後の不安症状の低下，うつ状態の軽減およびNK細胞，リンパ球の増加は，Hernandez-Reifら[83]が乳がん患者を対象として行った研究でも示されている．

Billhultら[84]は乳がん患者30名を治療群と無治療群に割り付けし，マッサージが免疫機能に及ぼす影響を調べた．実験は放射線療法後に行い，マッサージ群に対しては45分間の全身軽擦法が看護師により行われた．マッサージ群では，放射線療法によるNK細胞活性の低下を抑制し，心拍数および収縮期血圧の低下がみられた．また，Billhultら[85]は前年にやはり放射線療法を受療中の乳がん患者を対象に看護師によるマッサージの継続治療（20分間の四肢への部分軽擦法を3～4週にわたり10回）による影響についても報告している．しかし，この研究ではNK細胞，CD4，CD8およびT細胞の指標につきコントロール群との差は認められていない．治療部位および持続効果に関して検討すべき課題が残されている．

　HIV感染者を対象とした研究では，約76％の者が過去1年間に何らかの補完（相補）・代替療法（complementary and alternative medicine：CAM）を利用したとの報告がある[86]．HIV感染者におけるマッサージと鍼の利用率については，1995～1997年にかけ全米を対象に行われたStandishら[87]の研究，1997年にボストン地区を対象に行われたFairfieldら[86]の研究いずれにおいても，マッサージ師とはり師への受療率がCAMプロバイダーの上位2位を占めている．ただ，感染者の大半は抗レトロウイルス療法など現代医学的療法も受けており，CAMの受療理由は抗HIV的効果を期待してというよりも体調の維持，薬物療法による副作用の軽減など対症療法的な効果を期待してのものであることが示唆されている[87]．しかし，Ironsonら[81]およびDiegoら[82]の報告は，マッサージが対症的効果のみではなく，AIDS発症の遅延，抑制などに対しても有用である可能性を示唆しており，今後とくにこの領域での研究に期待したい．

　免疫機能に対するマッサージの研究はまだ多くなく，その作用機序も十分に解明されていない．精神医学領域での研究では，ストレスがNK細胞活性を低下させ[88,89]，リラクゼーション法，心理的サポートなどによるストレスマネージメントが免疫機能を高める[90]との報告がある．手技療法においても，心身の過緊張の緩和およびリラクゼーション反応を導く治療が免疫に好影響を及ぼすと推察されるが，Diegoら[82]の研究などを考え合わせると何か別の機序への働きかけも考えられる．今後の手技療法研究においては，自律神経と免疫機能を同時に評価していくことが免疫に対する効果メカニズム解明の手がかりになると思われる．

5．マッサージが内分泌に及ぼす影響

コルチゾールは副腎皮質からストレス時多く分泌される．マッサージ後のコルチゾール量の低下は，同一グループにより複数の報告がある．

Fieldら[91]は過食症治療施設に入所中の10代女性を対象に研究を行った．24名の被験者はマッサージ群とスタンダード治療（精神科医や栄養士によるカウンセリングや指導を主体とした治療）群に無作為に割り付けられた．マッサージは10回（週2回，5週間）行われた．施術はマッサージ師により仰臥位，伏臥位で全身に30分間行われた．治療初回と治療終了日での比較で，摂食障害調査票（eating disorders inventory），感情プロフィール検査（profile of mood states depression）での評価において，マッサージ群で改善がみられた．尿中ホルモンの変化はドーパミンの上昇とコルチゾール量の低下がマッサージ群でのみ観察された．ノルアドレナリン，アドレナリンは両群ともに変化がみられなかった．

Fieldら[92]は10代の母親の抑うつを対象に研究を行った．32名の被験者はマッサージ群とリラックス療法群に16名ずつ無作為に割り付けられた．マッサージとリラックス療法は午後の同時間帯域に10回（週2回，5週間）行われた．施術はマッサージ師により仰臥位，伏臥位で全身に30分間行われた．治療の直後効果の検討では，マッサージ群で特性不安検査と感情プロフィール検査尺度および脈拍数が低下した．マッサージ直前と治療30分後に採取した唾液サンプルの検討では，コルチゾール量の有意な低下が示された．また，行動観察評価（behavior observation scale）においてもマッサージ群で改善がみられた．初回と10回目における尿中コルチゾールはマッサージ群で有意に低下したが，リラックス療法群では変化がみられなかった．

Hernandez-Reif[83]は34名の乳がん患者（Stage IおよびStage II）をマッサージ群とコントロール（スタンダード治療）群（$n=12$）に分け研究を行った．マッサージ群（$n=15$）は5週間にわたり週3回マッサージ師により施術を受けた．マッサージは仰臥位，伏臥位で全身に30分間行われた．治療前と治療15回後の比較において，マッサージ群で尿中ドーパミンとセロトニン量の増加がみられた．ノルアドレナリン量の増加がコントロール群でみられた．コルチゾールとアドレナリンは両群とも有意な変化はみられなかった．またNK細胞，リンパ球の増加がマッサージ群のみ観察された．

Field[93]は52名のうつ病または適応障害で入院中の7〜18歳の子供を対象に研究した．5日間のマッサージ後において，尿中コルチゾールとノルアドレナリン量の低下がうつ病患者グループでみられた．適応障害患者においては変化がみられなかった．

Fieldら[94]は28名の創傷清拭前の熱傷患者を対象にマッサージを行い，マッサージ後の直後に唾液コルチゾールと脈拍数の低下および特性不安検査尺度による不安症状の軽減がみられた．また，唾液コルチゾール量はマッサージ初回と1週間のマッサージ後の比較においても低下した．

また，既出の Ironson ら[81]でも，マッサージ10分後における唾液コルチゾールの低下および1か月間のマッサージ前後での尿中コルチゾールの有意な低下がみられている．

Stringer ら[95]は39名の血液内科入院中患者をアロマセラピー，マッサージ群および休息群に割り付けて実験を行った．アロマセラピーおよびマッサージ群は患者による希望部位に軽擦法を20分間行った．施術はアロマセラピーおよびマッサージ群ともに看護師により行われた．アロマセラピーとマッサージ群で休息群と比較して，有意なコルチゾール量の低下が認められた．プロラクチン量に関してはマッサージ群でのみ有意な低下がみられた．

Listing ら[96]は34名の乳がん患者を対象にマッサージ群および休息群に割り付けし，マッサージの効果を検討した．マッサージ師により頸肩背部への施術が30分間行われた．群間比較では有意差は認められなかったが，マッサージ前後での比較では，血漿コルチゾール量の低下が被験者の自覚的ストレス度の低下とともに認められた．血中セロトニン量には変化がみられなかった．

最後に，血漿オキシトシン量の変化について検討した研究をいくつか紹介する．Turner ら[97]は非妊娠健常女性を対象にパイロット研究を行い，マッサージ後に血漿オキシトシンが上昇する傾向がみられたと報告している．Wikstrom ら[98]が健常男女の神経ペプチドY（NPY）と血漿オキシトシンを調べた研究では，マッサージ前後での変化はみられていない．Bello ら[99]は14名の健常男性を対象にマッサージによる神経ホルモン反応を検討した．各被験者にマッサージとコントロール（読書）の2通りの介入をし，実験日を分けて行った．施術はマッサージ師により頸肩背部および上腕部へ20分間行われた．介入前後での比較では，マッサージ後に血漿オキシトシン量の増加が認められた．しかし，コントロール（読書）後にも同様の反応が認められ，さらにマッサージおよび読書後にともに不安スコアの低下が認められており，オキシトシンの分泌には体性感覚刺激による反応のみでなく，精神的なリラクゼーションなど，別の機序の可能性が示唆されている．

現時点では，マッサージが内分泌に与える影響を調べた研究の多くはコルチゾールを指標としたものである．複数の研究でマッサージ後のコルチゾール量の低下が報告されているが，注意欠陥多動性障害（attention deficit hyperactivity disorder：ADHD）患者を対象にした Khilnani ら[100]の研究および心臓カテル処置前の患者を対象とした Okvat ら[101]の研究では，マッサージ後のコルチゾール量の低下は認められていない．Smith ら[35]の研究では，伸張性運動後のコルチゾール量はプラシーボ群よりもマッサージ群の方が高くなっている．

今後の研究では，被験者や病態および手技による反応性の違いを検討していく必要性がある．コルチゾールは唾液，尿中から検出でき，被験者への負担も少なく，手技療法研究に用いやすい指標のひとつであるが，コルチゾールは大きな日内変動および多少の検出タイムラグがある．プロトコール作成時は，それらに対する十分な配慮も必要であ

る．Moraskaら[102]はストレス反応指標に対する過去のマッサージ論文をレビューし検討しているが，継続治療前後での唾液コルチゾールには変化は認められないが，単一治療前後の検討では，唾液コルチゾールの低下反応がみられると結論している．しかしながら，Moyerら[103]により行われたメタアナリシス研究では，マッサージによる唾液コルチゾール低下の直後反応は否定されている．この相反する結論の要因のひとつとしては，Moraskaらは正式なマッサージトレーニングを受けていないものにより施術が行われた論文を除外項目に入れたのに対し，Moyerらはそれら論文も含めて解析したことがあげられている．一方，Moyerら[104]は過去数年間に発表された論文を含めて行ったメタアナリシス研究結果を2011年に新たに報告し，マッサージがコルチゾール量に及ぼす影響は非常に小さいと結論している．

6．手技療法研究の現状と今後の課題

すでに20年以上も前になるが，Eisenbergら[105]が全米初のCAMの利用実態調査を行い，米国民の3人に1人が過去1年間に何らかのCAMを利用していたと報告した論文は，非常に大きな注目を集めた．その後1998年に報告された続報では，CAM利用者は1990〜1997年で25％の上昇を示し，とくにマッサージ師への受療は36％の伸びを示していた[106]．しかし，同グループによる1997年と2002年度での調査[107]におけるCAM利用率は，療法により上下変動があるが全体的には横ばいとなっている．注目されるのは，マッサージの受療が1997年の6.8％から2002年の4.9％と調査対象となった15種類のCAMのうち2番目に大きな下落を示していた点である（もっとも大きな下落はカイロプラクティックの9.9％→7.4％）．マッサージへの受療が下落した一因には，保険のカバー率が下がったことがあげられている（28.2％→14.1％）．他のさまざまな要因も考えられるが，今後はより明確なエビデンスに基づいた施術導入の根拠が保険会社を含め各方面から求められていくと思われる．一方，英国の調査においては，競技スポーツ現場での理学療法士のトータル治療時間に占める約45％がマッサージ施術に費やされているとの報告がある[20]．これまでは，医療従事者の経験による選考や患者およびアスリートの希望に基づいてマッサージ施術が行われてきたが[20, 108]，費用対効果の面からのマッサージの有用性をさらに検証していく必要性がある．

マッサージの臨床研究においては，ここで取り上げた以外でも腰痛[109〜111]，肩関節痛[112]，不眠[113]，脊髄損傷後遺症[114]，月経前不機嫌性障害（premenstrual dysphoria disorder）[115]，注意欠陥多動性障害（ADHD）[116]などに対しての効果が報告されている．また，がん[117〜119]，肺嚢胞性線維症[120]，患者に対するQOL（生活の質）の向上効果（痛み，吐き気，疲労感，不安，うつ症状の軽減など）も報告されている．しかし，否定的な結果も複数報告されており，現時点では複数の疾患や病態に対して有効であるといえるだけの十分なデータがあるとはいいがたい．

すでに多く指摘されている[121〜123]が，これまでの手技療法研究は小サンプルサイズによる統計的パワーの不足，コントロール群の欠如または不適切なコントロールなど，なんらかの研究方法論上での問題点がみられるものが多い．さらに施術者の資格，経験，使用手技，刺激のタイプ（強さ，速度，頻度など），施術時間，施術部位，被験者の条件（体位など）などが研究によりまちまちであり，結果の解釈を困難にしている．また，最近行われた腰痛に対する鍼とマッサージの比較研究では，特定の療法に対する被験者の選考度がアウトカムに大きく影響することを示唆している[124]．今後，質のよいデータを出していくにあたり，検討すべき課題は多い．

手技療法においては施術者の技量により効果が大きく左右されると考えられる．薬物の臨床研究と大きく異なる点である．前述のマッサージによるコルチゾール分泌を検討した2つのシステマチック・レビューにおいては[102,103]，施術者の正式なマッサージトレーニングの有無を論文選定基準に含めるか否かが結論に影響を及ぼしている．また，Moraskaら[125]が競技後筋痛を評価した研究においては，施術担当のマッサージ学生の受講時間数により結果に差がみられている．さらに腰痛のシステマチック・レビューにおいても，マッサージ施術者の経験年数やライセンスの有無が結果に影響していると報告されている[126]．近年Donoyamaら[127]により行われた研究においても，術者の経験年数や技量により効果指標の一部に違いが示されている．欧米で行われたマッサージ研究の多くでは，マッサージの専門的トレーニングを受けていないと思われる看護師や理学療法士が担当している．また，北米におけるマッサージの教育制度はブリティッシュコロンビア州，オンタリオ州などカナダの一部においては2,200時間以上の課程が義務づけられているが，米国では，多くの州では500時間（長い州でも1,000時間）の履修で資格が得られる[128]．日本の事情とは異なる面があり，論文を評価する際には留意しておく必要がある．また，新生児や小児を対象とした研究の多くは，指導を受けた保護者により施術が行われたものが多い[129]．体性感覚刺激としての位置づけは可能であるが，プロフェッショナルによるマッサージ施術とは分けて整理していく必要があると思われる．

マッサージ関連のシステマチック・レビューは，過去数年でかなり増えているが明確な結論が出ていないものが多い．2011年7月現在でマッサージ研究のシステマチック・レビューは，コクランライブラリーに登録されているものだけで7疾患ある*．慢性腰痛[130]，HIV/AIDS患者のQOL[131]および認知症に伴う一部症状[132]につき効果が認められる可能性が示唆されているが，頸部痛[133]および腱鞘炎[134]に対するマッサージの効果については結論が出ていない．小児マッサージに関するレビュー2件は生後6か月未満の新生児を対象とした睡眠，ストレスホルモンなどで一部効果が認められているが[129]，低体重児の成長促進効果[135]については否定的である．

最後に，一部システマチック・レビューで選定されたRCTの多くは同一の研究グループ（Fieldら，Touch Research Institute, Miami, Florida）によるものである．うつを対象としたシステマチック・レビュー2件を例にあげると，Hou[136]らによるものでは対象

17論文中11が，Coelhoら[137]においては対象4論文中3が，Fieldらの研究グループによるものである．システマチック・レビューはエビデンスレベルが高い研究とされているが，このような偏重は科学的な普遍性，再現性の担保という観点からは問題があるといわざるをえない．今後はより多方面の研究グループによる成果が期待される．

＊がん症状に対するマッサージのコクランレビューは，2008年にWITHDRAW（取消し）された．また，通常のあん摩マッサージ指圧師の施術領域を超えると思われるものについては除外している（会陰マッサージ，カイロプラクティックなど）．

文 献

1) Goats GC. Massage—the scientific basis of an ancient art : Part 1. The techniques. *Br J Sports Med*. 1994 ; **28**（3）: 149-152.
2) Vickers A, Zollman C. ABC of complementary medicine. Massage therapies. *Bmj*. 1999 ; **319**（7219）: 1254-1257.
3) Goats GC. Massage—the scientific basis of an ancient art : Part 2. Physiological and therapeutic effects. *Br J Sports Med*. 1994 ; **28**（3）: 153-156.
4) Callaghan MJ. The role of massage in the management of the athlete : A review. *British Journal of Sports Medicine*. 1993 ; **27**（1）: 28-33.
5) Scull C. Massage-Physiologic Basis. *Archives of Physical Medicine*. 1945 ; **26** : 159-167.
6) Wakim K, Martin G, Terrier J, Elkins E, Krusen F. The effects of massage on the circulation in normal and paralyzed extremities. *Archives of Physical Medicine*. 1949 ; **30** : 135-144.
7) Hovind H, Nielsen SL. Effect of massage on blood flow in skeletal muscle. *Scand J Rehabil Med*. 1974 ; **6**（2）: 74-77.
8) Hansen TI, Kristensen JH. Effect of massage, shortwave diathermy and ultrasound upon 133Xe disappearance rate from muscle and subcutaneous tissue in the human calf. *Scand J Rehabil Med*. 1973 ; **5**（4）: 179-182.
9) Wyper DJ, McNiven DR. Effects of some physiotherapeutic agents on skeletal muscle blood flow. *Physiotherapy*. 1976 ; **62**（3）: 83-85.
10) Tiidus PM, Shoemaker JK. Effleurage massage, muscle blood flow and long-term post-exercise strength recovery. *Int J Sports Med*. 1995 ; **16**（7）: 478-483.
11) Shoemaker JK, Tiidus PM, Mader R. Failure of manual massage to alter limb blood flow : measures by Doppler ultrasound. *Med Sci Sports Exerc*. 1997 ; **29**（5）: 610-614.
12) Tiidus PM. Massage and ultrasound as therapeutic modalities in exercise-induced muscle damage. *Can J Appl Physiol*. 1999 ; **24**（3）: 267-278.
13) Tiidus PM. Manual massage and recovery of muscle function following exercise : a literature review. *J Orthop Sports Phys Ther*. 1997 ; **25**（2）: 107-112.
14) Drust B, Atkinson G, Gregson W, French D, Binningsley D. The effects of massage on intra muscular temperature in the vastus lateralis in humans. *Int J Sports Med*. 2003 ; **24**（6）: 395-399.
15) Mori H, Ohsawa H, Tanaka TH, Taniwaki E, Leisman G, Nishijo K. Effect of massage on blood flow and muscle fatigue following isometric lumbar exercise. *Med Sci Monit*. 2004 ; **10**（5）: CR173-178.
16) Wiltshire EV, Poitras V, Pak M, Hong T, Rayner J, Tschakovsky ME. Massage impairs postexercise muscle blood flow and " lactic acid " removal. *Med Sci Sports Exerc*. 2010 ; **42**（6）: 1062-1071.
17) Hinds T, McEwan I, Perkes J, Dawson E, Ball D, George K. Effects of massage on limb and skin blood flow after quadriceps exercise. *Med Sci Sports Exerc*. 2004 ; **36**（8）: 1308-1313.
18) Castro-Sanchez AM, Moreno-Lorenzo C, Mataran-Penarrocha GA, Feriche-Fernandez-Castanys B, Granados-Gamez G, Quesada-Rubio JM. Connective Tissue Reflex Massage for Type 2 Diabetic Patients with Peripheral Arterial Disease : Randomized Controlled Trial. *Evid Based Complement Alternat Med*. 2009.
19) Sefton JM, Yarar C, Berry JW, Pascoe DD. Therapeutic massage of the neck and shoulders produces changes in peripheral blood flow when assessed with dynamic infrared thermography. *J Altern Complement Med*. 2010 ; **16**（7）: 723-732.
20) Galloway SD, Watt JM. Massage provision by physiotherapists at major athletics events between 1987 and 1998. *Br J Sports Med*. 2004 ; **38**（2）: 235-236 ; discussion 237.
21) Tappan F, Benjamin, PJ. Sports and Fitness. *Healing Massage Techniques*. Third ed : Appleton & Lange ; 1998 : 311-315.
22) Vollestad NK. Measurement of human muscle fatigue. *J Neurosci Methods*. 1997 ; **74**（2）: 219-227.
23) Chaffin DB. Localized muscle fatigue—definiton and measurement. *J Occup Med*. 1973 ; **15**（4）: 346-354.
24) Nicolaisen T, Jorgensen K. Trunk strength, back muscle endurance and low-back trouble. *Scand J Rehabil Med*. 1985 ; **17**（3）: 121-127.
25) Gupta S, Goswami A, Sadhukhan AK, Mathur DN. Comparative study of lactate removal in short term massage of extremities, active recovery and a passive recovery period after supramaximal exercise sessions. *Int J Sports Med*. 1996 ; **17**（2）: 106-110.
26) Hemmings B, Smith M, Graydon J, Dyson R. Effects of massage on physiological restoration, perceived recovery, and repeated sports performance. *Br J Sports Med*. 2000 ; **34**（2）: 109-114 ; discussion 115.
27) Monedero J, Donne B. Effect of recovery interventions on lactate removal and subsequent performance. *Int J Sports Med*. 2000 ; **21**（8）: 593-597.
28) Robertson A, Watt JM, Galloway SD. Effects of leg massage on recovery from high intensity cycling

exercise. *Br J Sports Med.* 2004；**38**（2）：173-176.
29) Weltman A, Stamford BA, Fulco C. Recovery from maximal effort exercise：lactate disappearance and subsequent performance. *J Appl Physiol.* 1979；**47**（4）：677-682.
30) Dodd S, Powers SK, Callender T, Brooks E. Blood lactate disappearance at various intensities of recovery exercise. *J Appl Physiol.* 1984；**57**（5）：1462-1465.
31) Ahmaidi S, Granier P, Taoutaou Z, Mercier J, Dubouchaud H, Prefaut C. Effects of active recovery on plasma lactate and anaerobic power following repeated intensive exercise. *Med Sci Sports Exerc.* 1996；**28**（4）：450-456.
32) MacIntyre DL, Reid WD, McKenzie DC. Delayed muscle soreness. The inflammatory response to muscle injury and its clinical implications. *Sports Med.* 1995；**20**（1）：24-40.
33) Cheung K, Hume P, Maxwell L. Delayed onset muscle soreness：treatment strategies and performance factors. *Sports Med.* 2003；**33**（2）：145-164.
34) Rodenburg JB, Steenbeek D, Schiereck P, Bar PR. Warm-up, stretching and massage diminish harmful effects of eccentric exercise. *Int J Sports Med.* 1994；**15**（7）：414-419.
35) Smith LL, Keating MN, Holbert D, Spratt DJ, McCammon MR, Smith SS, Israel RG. The effects of athletic massage on delayed onset muscle soreness, creatine kinase, and neutrophil count：a preliminary report. *J Orthop Sports Phys Ther.* 1994；**19**（2）：93-99.
36) Smith LL. Acute inflammation：the underlying mechanism in delayed onset muscle soreness? *Med Sci Sports Exerc.* 1991；**23**（5）：542-551.
37) Hilbert JE, Sforzo GA, Swensen T. The effects of massage on delayed onset muscle soreness. *Br J Sports Med.* 2003；**37**（1）：72-75.
38) Ernst E. Does post-exercise massage treatment reduce delayed onset muscle soreness? A systematic review. *Br J Sports Med.* 1998；**32**（3）：212-214.
39) Jonhagen S, Ackermann P, Eriksson T, Saartok T, Renstrom PA. Sports massage after eccentric exercise. *Am J Sports Med.* 2004；**32**（6）：1499-1503.
40) Morelli M, Seaborne DE, Sullivan SJ. H-reflex modulation during manual muscle massage of human triceps surae. *Arch Phys Med Rehabil.* 1991；**72**（11）：915-919.
41) Morelli M, Chapman CE, Sullivan SJ. Do cutaneous receptors contribute to the changes in the amplitude of the H-reflex during massage? *Electromyogr Clin Neurophysiol.* 1999；**39**（7）：441-447.
42) Morelli M, Sullivan SJ, Chapman CE. Inhibitory influence of soleus massage onto the medial gastrocnemius H-reflex. *Electromyogr Clin Neurophysiol.* 1998；**38**（2）：87-93.
43) Sullivan SJ, Williams LR, Seaborne DE, Morelli M. Effects of massage on alpha motoneuron excitability. *Phys Ther.* 1991；**71**（8）：555-560.
44) Goldberg J, Sullivan SJ, Seaborne DE. The effect of two intensities of massage on H-reflex amplitude. *Phys Ther.* 1992；**72**（6）：449-457.
45) Morelli M, Seaborne DE, Sullivan SJ. Changes in H-reflex amplitude during massage of triceps surae in healthy subjects. *JOSPT.* 1990；**12**（2）：5559.
46) Goldberg J, Seaborne DE, Sullivan SJ, Leduc BE. The effect of therapeutic massage on H-reflex amplitude in persons with a spinal cord injury. *Phys Ther.* 1994；**74**（8）：728-737.
47) Sefton JM, Yarar C, Carpenter DM, Berry JW. Physiological and clinical changes after therapeutic massage of the neck and shoulders. *Manual therapy.* 2011.
48) Tanaka TH, Leisman G, Mori H, Nishijo K. The effect of massage on localized lumbar muscle fatigue. *BMC Complement Altern Med.* 2002；**2**（1）：9.
49) Barlow A, Clarke R, Johnson N, Seabourne B, Thomas D, Gal J. Effect of massage of the hamstring muscles on selected electromyographic characteristics of biceps femoris during sub-maximal isometric contraction. *Int J Sports Med.* 2007；**28**（3）：253-256.
50) Mortimer JT, Magnusson R, Petersen I. Conduction velocity in ischemic muscle：effect on EMG frequency spectrum. *Am J Physiol.* 1970；**219**（5）：1324-1329.
51) Lindstrom L, Magnusson R, Petersen I. Muscular fatigue and action potential conduction velocity changes studied with frequency analysis of EMG signals. *Electromyography.* 1970；**10**（4）：341-356.
52) Lindstrom L, Kadefors R, Petersen I. An electromyographic index for localized muscle fatigue. *J Appl Physiol.* 1977；**43**（4）：750-754.
53) Basmijan JV, De Luca CJ. Muscle fatigue and time-dependant parameters of the surface EMG signal. *Muscles Alive：Their function revealed by electromyography.* Fifth edition ed. Baltimore：Williams & Wilkins；1985：200-222.
54) Moritani T, Nagata A, Muro M. Electromyographic manifestations of muscular fatigue. *Med Sci Sports Exerc.* 1982；**14**（3）：198-202.
55) Komi PV, Tesch P. EMG frequency spectrum, muscle structure, and fatigue during dynamic contractions in man. *Eur J Appl Physiol Occup Physiol.* 1979；**42**（1）：41-50.
56) Temple KD. The back rub. *Am J Nurs.* 1967；**67**（10）：2102-2103.
57) Benson H, Beary JF, Carol MP. The relaxation response. *Psychiatry.* 1974；**37**（1）：37-46.

58) Regina Elizabeth S. Sensory stimulation techniques. *Am J Nurs*. 1966；**66**（2）：281-286.
59) Fakouri C, Jones P. Relaxation Rx：slow stroke back rub. *J Gerontol Nurs*. 1987；**13**（2）：32-35.
60) Meek SS. Effects of slow stroke back massage on relaxation in hospice clients. *Image J Nurs Sch*. 1993；**25**（1）：17-21.
61) Mok E, Pang Woo CP. The effects of slow-stroke back massage on anxiety and shoulder pain in elderly stroke patients. *Complement Ther Nurs Midwifery*. 2004；**10**（4）：209-216.
62) Barr JS, Taslitz N. The influence of back massage on autonomic functions. *Phys Ther*. 1970；**50**（12）：1679-1691.
63) Goats GC, Keir KA. Connective tissue massage. *Br J Sports Med*. 1991；**25**（3）：131-133.
64) Kisner CD, Taslitz N. Connective tissue massage：influence of the introductory treatment on autonomic functions. *Phys Ther*. 1968；**48**（2）：107-119.
65) Reed BV, Held JM. Effects of sequential connective tissue massage on autonomic nervous system of middle-aged and elderly adults. *Phys Ther*. 1988；**68**（8）：1231-1234.
66) Delaney JP, Leong KS, Watkins A, Brodie D. The short-term effects of myofascial trigger point massage therapy on cardiac autonomic tone in healthy subjects. *J Adv Nurs*. 2002；**37**（4）：364-371.
67) Heart rate variability：standards of measurement, physiological interpretation and clinical use. Task Force of the European Society of Cardiology and the North American Society of Pacing and Electrophysiology. *Circulation*. 1996；**93**（5）：1043-1065.
68) Lindgren L, Rundgren S, Winso O, Lehtipalo S, Wiklund U, Karlsson M, Stenlund H, Jacobsson C, Brulin C. Physiological responses to touch massage in healthy volunteers. *Auton Neurosci*. 2010；**158**（1-2）：105-110.
69) Bernardi L, Wdowczyk-Szulc J, Valenti C, Castoldi S, Passino C, Spadacini G, Sleight P. Effects of controlled breathing, mental activity and mental stress with or without verbalization on heart rate variability. *J Am Coll Cardiol*. 2000；**35**（6）：1462-1469.
70) Hayano J, Mukai S, Sakakibara M, Okada A, Takata K, Fujinami T. Effects of respiratory interval on vagal modulation of heart rate. *Am J Physiol*. 1994；**267**（1 Pt 2）：H33-40.
71) Cammann H, Michel J. How to avoid misinterpretation of heart rate variability power spectra? *Computer methods and programs in biomedicine*. 2002；**68**（1）：15-23.
72) Brown TE, Beightol LA, Koh J, Eckberg DL. Important influence of respiration on human R-R interval power spectra is largely ignored. *J Appl Physiol*. 1993；**75**（5）：2310-2317.
73) Kirchhoff KT. An examination of the physiologic basis for "coronary precautions". *Heart Lung*. 1981；**10**（5）：874-879.
74) P.G. Is a back rub hazardous to health? *Jama*. 1978；**240**（22）：2406.
75) Tyler DO, Winslow EH, Clark AP, White KM. Effects of a 1-minute back rub on mixed venous oxygen saturation and heart rate in critically ill patients. *Heart Lung*. 1990；**19**（5 Pt 2）：562-565.
76) McNamara ME, Burnham DC, Smith C, Carroll DL. The effects of back massage before diagnostic cardiac catheterization. *Altern Ther Health Med*. 2003；**9**（1）：50-57.
77) Nolan RP, Jong P, Barry-Bianchi SM, Tanaka TH, Floras JS. Effects of drug, biobehavioral and exercise therapies on heart rate variability in coronary artery disease：a systematic review. *Eur J Cardiovasc Prev Rehabil*. 2008；**15**（4）：386-396.
78) Kaye AD, Kaye AJ, Swinford J, Baluch A, Bawcom BA, Lambert TJ, Hoover JM. The effect of deep-tissue massage therapy on blood pressure and heart rate. *J Altern Complement Med*. 2008；**14**（2）：125-128.
79) Day AL, Gillan L, Francis L, Kelloway EK, Natarajan M. Massage therapy in the workplace：reducing employee strain and blood pressure. *Giornale italiano di medicina del lavoro ed ergonomia*. 2009；**31**（3 Suppl B）：B25-30.
80) Albert NM, Gillinov AM, Lytle BW, Feng J, Cwynar R, Blackstone EH. A randomized trial of massage therapy after heart surgery. *Heart Lung*. 2009；**38**（6）：480-490.
81) Ironson G, Field T, Scafidi F, Hashimoto M, Kumar M, Kumar A, Price A, Goncalves A, Burman I, Tetenman C, Patarca R, Fletcher MA. Massage therapy is associated with enhancement of the immune system's cytotoxic capacity. *Int J Neurosci*. 1996；**84**（1-4）：205-217.
82) Diego MA, Field T, Hernandez-Reif M, Shaw K, Friedman L, Ironson G. HIV adolescents show improved immune function following massage therapy. *Int J Neurosci*. 2001；**106**（1-2）：35-45.
83) Hernandez-Reif M, Ironson G, Field T, Hurley J, Katz G, Diego M, Weiss S, Fletcher MA, Schanberg S, Kuhn C, Burman I. Breast cancer patients have improved immune and neuroendocrine functions following massage therapy. *J Psychosom Res*. 2004；**57**（1）：45-52.
84) Billhult A, Lindholm C, Gunnarsson R, Stener-Victorin E. The effect of massage on immune function and stress in women with breast cancer—a randomized controlled trial. *Auton Neurosci*. 2009；**150**（1-2）：111-115.
85) Billhult A, Lindholm C, Gunnarsson R, Stener-Victorin E. The effect of massage on cellular immunity, endocrine and psychological factors in women with breast cancer — a randomized controlled clinical trial. *Auton Neurosci*. 2008；**140**（1-2）：88-95.

86) Fairfield KM, Eisenberg DM, Davis RB, Libman H, Phillips RS. Patterns of use, expenditures, and perceived efficacy of complementary and alternative therapies in HIV-infected patients. *Arch Intern Med*. 1998；**158**（20）：2257-2264.
87) Standish LJ, Greene KB, Bain S, Reeves C, Sanders F, Wines RC, Turet P, Kim JG, Calabrese C. Alternative medicine use in HIV-positive men and women：demographics, utilization patterns and health status. *AIDS Care*. 2001；**13**（2）：197-208.
88) Kiecolt-Glaser JK, Garner W, Speicher C, Penn GM, Holliday J, Glaser R. Psychosocial modifiers of immunocompetence in medical students. *Psychosom Med*. 1984；**46**（1）：7-14.
89) Glaser R, Rice J, Speicher CE, Stout JC, Kiecolt-Glaser JK. Stress depresses interferon production by leukocytes concomitant with a decrease in natural killer cell activity. *Behav Neurosci*. 1986；**100**（5）：675-678.
90) Fawzy FI, Kemeny ME, Fawzy NW, Elashoff R, Morton D, Cousins N, Fahey JL. A structured psychiatric intervention for cancer patients. II. Changes over time in immunological measures. *Arch Gen Psychiatry*. 1990；**47**（8）：729-735.
91) Field T, Schanberg S, Kuhn C, Fierro K, Henteleff T, Mueller C, Yando R, Shaw S, Burman I. Bulimic adolescents benefit from massage therapy. *Adolescence*. 1998；**33**（131）：555-563.
92) Field T, Grizzle N, Scafidi F, Schanberg S. Massage and relaxation therapies' effects on depressed adolescent mothers. *Adolescence*. 1996；**31**（124）：903-911.
93) Field T, Morrow C, Valdeon C, Larson S, Kuhn C, Schanberg S. Massage reduces anxiety in child and adolescent psychiatric patients. *J Am Acad Child Adolesc Psychiatry*. 1992；**31**（1）：125-131.
94) Field T, Peck M, Krugman S, Tuchel T, Schanberg S, Kuhn C, Burman I. Burn injuries benefit from massage therapy. *J Burn Care Rehabil*. 1998；**19**（3）：241-244.
95) Stringer J, Swindell R, Dennis M. Massage in patients undergoing intensive chemotherapy reduces serum cortisol and prolactin. *Psycho-oncology*. 2008；**17**（10）：1024-1031.
96) Listing M, Krohn M, Liezmann C, Kim I, Reisshauer A, Peters E, Klapp BF, Rauchfuss M. The efficacy of classical massage on stress perception and cortisol following primary treatment of breast cancer. *Archives of women's mental health*. 2010；**13**（2）：165-173.
97) Turner RA, Altemus M, Enos T, Cooper B, McGuinness T. Preliminary research on plasma oxytocin in normal cycling women：investigating emotion and interpersonal distress. *Psychiatry*. 1999；**62**（2）：97-113.
98) Wikstrom S, Gunnarsson T, Nordin C. Tactile stimulus and neurohormonal response：a pilot study. *Int J Neurosci*. 2003；**113**（6）：787-793.
99) Bello D, White-Traut R, Schwertz D, Pournajafi-Nazarloo H, Carter CS. An exploratory study of neurohormonal responses of healthy men to massage. *J Altern Complement Med*. 2008；**14**（4）：387-394.
100) Khilnani S, Field T, Hernandez-Reif M, Schanberg S. Massage therapy improves mood and behavior of students with attention-deficit/hyperactivity disorder. *Adolescence*. 2003；**38**（152）：623-638.
101) Okvat HA, Oz MC, Ting W, Namerow PB. Massage therapy for patients undergoing cardiac catheterization. *Altern Ther Health Med*. 2002；**8**（3）：68-70, 72, 74-65.
102) Moraska A, Pollini RA, Boulanger K, Brooks MZ, Teitlebaum L. Physiological Adjustments to Stress Measures Following Massage Therapy：A Review of the Literature. *Evid Based Complement Alternat Med*. 2008.
103) Moyer CA, Rounds J, Hannum JW. A meta-analysis of massage therapy research. *Psychol Bull*. 2004；**130**（1）：3-18.
104) Moyer CA, Seefeldt L, Mann ES, Jackley LM. Does massage therapy reduce cortisol? A comprehensive quantitative review. *Journal of bodywork and movement therapies*. 2011；**15**（1）：3-14.
105) Eisenberg DM, Kessler RC, Foster C, Norlock FE, Calkins DR, Delbanco TL. Unconventional medicine in the United States. Prevalence, costs, and patterns of use. *N Engl J Med*. 1993；**328**（4）：246-252.
106) Eisenberg DM, Davis RB, Ettner SL, Appel S, Wilkey S, Van Rompay M, Kessler RC. Trends in alternative medicine use in the United States, 1990-1997：results of a follow-up national survey. *Jama*. 1998；**280**（18）：1569-1575.
107) Tindle HA, Davis RB, Phillips RS, Eisenberg DM. Trends in use of complementary and alternative medicine by US adults：1997-2002. *Altern Ther Health Med*. 2005；**11**（1）：42-49.
108) Astin JA, Marie A, Pelletier KR, Hansen E, Haskell WL. A review of the incorporation of complementary and alternative medicine by mainstream physicians. *Arch Intern Med*. 1998；**158**（21）：2303-2310.
109) Hernandez-Reif M, Field T, Krasnegor J, Theakston H. Lower back pain is reduced and range of motion increased after massage therapy. *Int J Neurosci*. 2001；**106**（3-4）：131-145.
110) Preyde M. Effectiveness of massage therapy for subacute low-back pain：a randomized controlled trial. *Cmaj*. 2000；**162**（13）：1815-1820.
111) Cherkin DC, Eisenberg D, Sherman KJ, Barlow W, Kaptchuk TJ, Street J, Deyo RA. Randomized trial comparing traditional Chinese medical acupuncture, therapeutic massage, and self-care education for

chronic low back pain. *Arch Intern Med.* 2001 ; **161**（8）: 1081-1088.
112) van den Dolder PA, Roberts DL. A trial into the effectiveness of soft tissue massage in the treatment of shoulder pain. *Aust J Physiother.* 2003 ; **49**（3）: 183-188.
113) Richards KC. Effect of a back massage and relaxation intervention on sleep in critically ill patients. *Am J Crit Care.* 1998 ; **7**（4）: 288-299.
114) Diego MA, Field T, Hernandez-Reif M, Hart S, Brucker B, Burman I. Spinal cord patients benefit from massage therapy. *Int J Neurosci.* 2002 ; **112**（2）: 133-142.
115) Hernandez-Reif M, Martinez A, Field T, Quintero O, Hart S, Burman I. Premenstrual symptoms are relieved by massage therapy. *J Psychosom Obstet Gynaecol.* 2000 ; **21**（1）: 9-15.
116) Field TM, Quintino O, Hernandez-Reif M, Koslovsky G. Adolescents with attention deficit hyperactivity disorder benefit from massage therapy. *Adolescence.* 1998 ; **33**（129）: 103-108.
117) Cassileth BR, Vickers AJ. Massage therapy for symptom control : outcome study at a major cancer center. *J Pain Symptom Manage.* 2004 ; **28**（3）: 244-249.
118) Smith MC, Kemp J, Hemphill L, Vojir CP. Outcomes of therapeutic massage for hospitalized cancer patients. *J Nurs Scholarsh.* 2002 ; **34**（3）: 257-262.
119) Billhult A, Dahlberg K. A meaningful relief from suffering experiences of massage in cancer care. *Cancer Nurs.* 2001 ; **24**（3）: 180-184.
120) Hernandez-Reif M, Field T, Krasnegor J, Martinez E, Schwartzman M, Mavunda K. Children with cystic fibrosis benefit from massage therapy. *J Pediatr Psychol.* 1999 ; **24**（2）: 175-181.
121) Menard M. Methodological issues in the design and conduct of massage therapy research. In : Rich G, ed. *Massage Therapy : The Evidence for Practice.* Edinburgh : Mosby ; 2002 : 27-41.
122) Ernst E. Massage therapy for low back pain : a systematic review. *J Pain Symptom Manage.* 1999 ; **17**（1）: 65-69.
123) Ernst E. Manual therapies for pain control : chiropractic and massage. *Clin J Pain.* 2004 ; **20**（1）: 8-12.
124) Kalauokalani D, Cherkin DC, Sherman KJ, Koepsell TD, Deyo RA. Lessons from a trial of acupuncture and massage for low back pain : patient expectations and treatment effects. *Spine.* 2001 ; **26**（13）: 1418-1424.
125) Moraska A. Therapist education impacts the massage effect on postrace muscle recovery. *Med Sci Sports Exerc.* 2007 ; **39**（1）: 34-37.
126) Furlan AD, Brosseau L, Imamura M, Irvin E. Massage for low-back pain : a systematic review within the framework of the Cochrane Collaboration Back Review Group. *Spine.* 2002 ; **27**（17）: 1896-1910.
127) Donoyama N, Shibasaki M. Differences in practitioners' proficiency affect the effectiveness of massage therapy on physical and psychological states. *Journal of bodywork and movement therapies.* 2010 ; **14**（3）: 239-244.
128) Laws and Legislation. *Massage Magazine.* 2005（January/February）: 180-181.
129) Underdown A, Barlow J, Chung V, Stewart-Brown S. Massage intervention for promoting mental and physical health in infants aged under six months. *Cochrane Database Syst Rev.* 2006（4）: CD005038.
130) Furlan AD, Imamura M, Dryden T, Irvin E. Massage for low-back pain. *Cochrane Database Syst Rev.* 2008（4）: CD001929.
131) Hillier SL, Louw Q, Morris L, Uwimana J, Statham S. Massage therapy for people with HIV/AIDS. *Cochrane Database Syst Rev.* 2010（1）: CD007502.
132) Viggo Hansen N, Jorgensen T, Ortenblad L. Massage and touch for dementia. *Cochrane Database Syst Rev.* 2006（4）: CD004989.
133) Haraldsson BG, Gross AR, Myers CD, Ezzo JM, Morien A, Goldsmith C, Peloso PM, Bronfort G. Massage for mechanical neck disorders. *Cochrane Database Syst Rev.* 2006 ; 3 : CD004871.
134) Brosseau L, Casimiro L, Milne S, Robinson V, Shea B, Tugwell P, Wells G. Deep transverse friction massage for treating tendinitis. *Cochrane Database Syst Rev.* 2002（4）: CD003528.
135) Vickers A, Ohlsson A, Lacy JB, Horsley A. Massage for promoting growth and development of preterm and/or low birth-weight infants. *Cochrane Database Syst Rev.* 2004（2）: CD000390.
136) Hou WH, Chiang PT, Hsu TY, Chiu SY, Yen YC. Treatment effects of massage therapy in depressed people : a meta-analysis. *The Journal of clinical psychiatry.* 2010.
137) Coelho HF, Boddy K, Ernst E. Massage therapy for the treatment of depression : a systematic review. *International journal of clinical practice.* 2008 ; **62**（2）: 325-333.

手技療法の生理学的機序
―自律神経反射の立場から―

1. はじめに

　生体の皮膚や筋に様々な種類の体性感覚刺激を加えると，自律神経を遠心路として内臓に反射性反応が誘発されることが知られている．あん摩，マッサージ，指圧などの手技療法はこのような体性-内臓（自律神経）反射を経験的に活用した治療法であると考えられる．また，腹部や頸動脈洞部への手技療法による効果は，内臓-内臓（自律神経）反射も活用していると考えられる．手技療法のこのような機序を解明するためには，人体を対象とした研究に加えて，情動の影響を取り除いた麻酔動物を用いた基礎的研究が不可欠である．
　本稿では，手技療法に関連する体性感覚刺激の自律機能に及ぼす効果とその神経性機序に関する基礎的研究を著者らの所属するグループの研究を中心に紹介する．

2. 体性-内臓（自律神経）反射

　体性-内臓（自律神経）反射とは，体性感覚神経を求心路とし，自律神経を遠心路とする反射である[1]．
　佐藤とSchmidtは1970年代の初頭，体性感覚神経への刺激によって交感神経に誘発される反射電位の記録実験から，体性感覚神経と自律神経系が連絡していることを実験的に証明した[2]．この発見により，あん摩，マッサージ，指圧や鍼灸などの体性感覚刺激を活用した治療によって内臓機能に及ぼす効果の作用機序が解き明かされる大きな契機となった．
　体性-自律神経反射には，関与する反射中枢の違いにより，脊髄分節性反射と上脊髄性反射とがあり，その特徴は，以下のとおりである[3, 4]（図1）．
　（1）脊髄分節性反射：脊髄反射は，体性求心性神経の脊髄への入力レベルと自律神経の脊髄からの出力レベルが同じ水準にあるときに起こりやすい．この例として，次項に述べる，会陰部刺激による膀胱運動の抑制または促進反射，腹部刺激による胃運動抑制反射などがあげられる．脊髄性の体性-内臓反射は，正常では上脊髄水準から抑制されていることが多い．

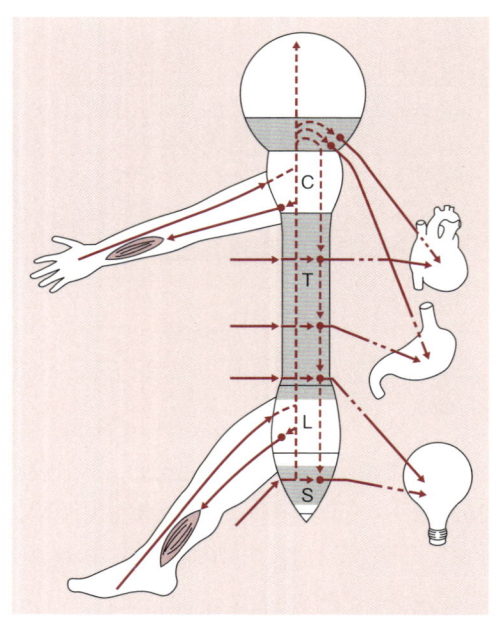

図1 体性-自律神経反射の模式図（脊髄性反射と上脊髄性反射）[3]

（2）上脊髄性反射：四肢への刺激の場合，四肢からの体性求心性神経が入力する頸髄や下部腰髄には自律神経節前ニューロンが存在せず，したがって，脊髄分節性反射は起こりにくい．四肢の刺激による求心性入力は上行して，脳幹で統合されて自律神経を介して全身性の内臓反射を起こすことが多い．この例として，体性-循環反射などがあげられる．

以下，自律機能に及ぼす各種体性感覚刺激の効果とその作用機序について概説し，手技療法との関連性について論じる．

3．種々の自律機能に及ぼす体性感覚刺激の効果

1）心拍数・血圧

麻酔ラットの種々の皮膚領域に侵害性刺激を加えると，心臓支配の交感神経の遠心性活動が亢進して心拍数が増加する．このような皮膚刺激による心拍数増加反応は，四肢で顕著に出現するが，全身のどの部位の刺激でも起こり，全身的な反応として現れる．脊髄を上部頸髄で切断して，体性感覚刺激による影響が脊髄より上位の中枢に及ばないようにした急性脊髄動物では，このような全身的な反応は消失し，心臓交感神経の出力する脊髄レベルに近い胸部や上腹部の刺激で心拍数が増加するようになる（図2）[5]．

また，麻酔ラットの種々の皮膚領域への侵害性刺激によって，血管収縮神経（腎臓交感神経）の遠心性活動が亢進して血圧が増加する．このような皮膚刺激による血圧増加反応も，心拍数の場合と同様に四肢で顕著に出現するが，全身のどの部位の刺激でも起こり，全身的な反応として現れる（図3）[5]．

急性脊髄動物（頸髄上部で脊髄切断）ではこのような全身的な反応は消失し，胸部と腹部の刺激で血圧が増加するようになる．すな

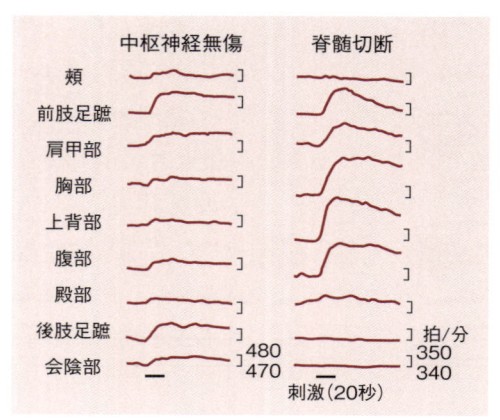

図2 皮膚ピンチ刺激による心拍数の反応（麻酔ラット）[5]

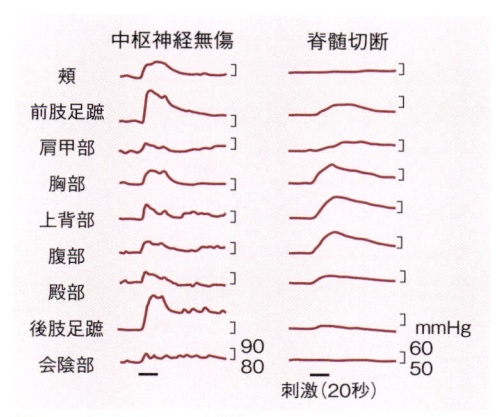

図3 皮膚ピンチ刺激による平均血圧の反応（麻酔ラット）[5] より改変

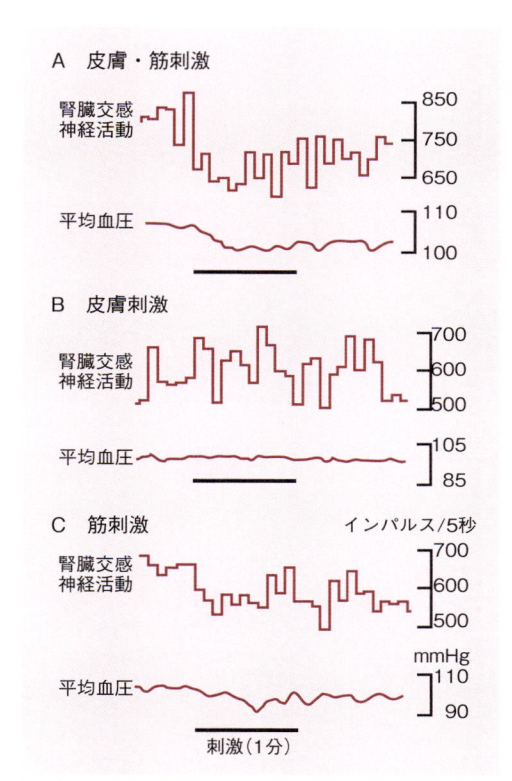

図4 血圧・腎臓交感神経活動に及ぼす鍼刺激（足三里）の効果（麻酔ラット）[10]

わち，脊髄動物では脊髄分節機構が強力に働いているが，脳が存在すると上位中枢を介する全身的な反応の性質が優勢になると考えられる．

麻酔ラットへの触刺激による心拍数や血圧に及ぼす効果は，変化が少ないという報告が多い．また心拍数や血圧に対して指圧療法のような皮膚や筋への圧刺激を詳細に検討した研究はほとんどない．

ヒトへの指圧刺激によって，心拍数が減少することが報告されている[6]．この心拍数減少反応は頭部，腹部，下肢への指圧刺激で出現し，上記の麻酔ラットの侵害刺激による心拍数の増加反応が全身性に出現するという結果[5]とよく一致している．また，ヒトへの鍼刺激によって心拍数の減少が起こり，この反応は薬理学的遮断実験から，βアドレナリン受容体およびアセチルコリンのムスカリン受容体を介する反応であることが明らかにされている[7]．麻酔ラットへの鍼刺激による心拍数減少反応は，神経切断および記録実験から心臓交感神経を介する反応であることが示されている[8a, 8b]．したがって，指圧刺激による心拍数減少反応の遠心路は，心臓支配の交感神経機能の抑制と副交感神経機能の亢進によって生じたと考えられるが，今後，指圧刺激による直接的証明が待たれるところである．

ヒトへの腹部や下腿部への指圧刺激によって，血圧が低下することが報告されている[9]．麻酔ラットの下腿部（足三里穴相当部）へのマニュアルの鍼刺激によって，血圧の低下反応が起こり，血管収縮神経である腎臓交感神経活動の抑制によって生じていることが示されている（図4）[10]．この反応は，筋のみの鍼刺激で交感神経の抑制と降圧反応が顕著に生じることが示されている．Johanssonは，麻酔動物で骨格筋を支配するⅢ群求心性神経（Aδ）の電気刺激によって血圧の低下が起こることを示している[11]．したがって，指圧による降圧反応は，骨格筋支配のⅢ群求

心性神経（Aδ）の興奮によって血管収縮性の交感神経が抑制されて生じたと考えられる．

手技臨床の実際では，肩こりなどの主訴で来院する患者のなかには高血圧などを基礎疾患に有していることが多い．そのような患者に対しては，痛みによって血圧を上昇させるような強度の手技療法は避ける必要があると考える．指圧刺激では痛みを伴わない快圧の強度の施術によって降圧効果が出現することが報告されている[9]．

2）胃腸運動

麻酔ラットの胃運動（バルーン法による内圧測定）は，腹部の皮膚への侵害刺激[12]や鍼刺激[13]によって強力な抑制が起こる．この反応は交感神経胃枝の遠心性活動の興奮を介する反応である．この腹部刺激による胃運動の抑制反射は，急性脊髄動物でも認められるので脊髄分節性反射である．それに対して後肢や前肢などの刺激では，胃運動が軽度に促進される．この反応は迷走神経胃枝の遠心性活動の興奮によって起こり，延髄性の反射である（図5）．

また圧刺激でも同様に，麻酔ラットの胃運動は腹部刺激で抑制され，後肢への刺激で促進されることが報告されている[14]．

腸管運動に関しては最近，野口らが，十二指腸運動は腹部への鍼通電刺激によって抑制され，後肢足蹠への刺激によって促進されることを報告しており[15]，圧刺激によっても同様の反応が起こる可能性も示唆される．

これらの基礎研究から，実際の手技臨床においても施術する部位の違いによって消化管

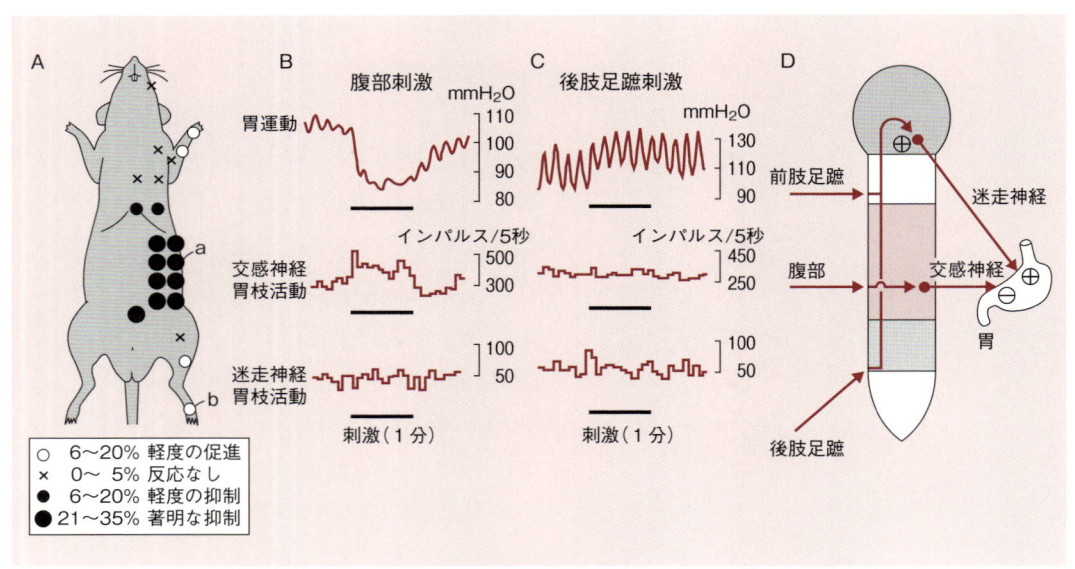

図5 鍼刺激による胃運動の効果（麻酔ラット）[3,13]より改変
A：種々の部位への鍼刺激による胃運動の反応
B：腹部鍼刺激による胃運動，交感神経胃枝活動，迷走神経胃枝活動の変化
C：後肢足蹠鍼刺激による胃運動，交感神経胃枝活動，迷走神経胃枝活動の変化
D：腹部および四肢への鍼刺激による胃運動反応のメカニズムの模式図

運動に異なる反応が起こる可能性がある．たとえば，胃酸過多などに対しては腹部や背部などの体幹部への施術，慢性胃炎などに対しては下腿部などへの施術をそれぞれ適用することによって，より効果的な施術が行われる可能性も考えられる．

3）膀　胱

麻酔ラットの膀胱内圧が低圧状態では，会陰部への触刺激によって膀胱支配の副交感神経を含む骨盤神経の活動が亢進して膀胱が収縮する．また侵害刺激でも同様の反応が起こる．この反応は急性脊髄ラットでも認められる[17]．

膀胱内圧を高圧に維持した状態では，膀胱は周期的な排尿収縮を起こす．この状態で会陰部の皮膚に侵害刺激や鍼刺激を行うと，低圧状態の反応とは逆に，骨盤神経の活動が抑制されて，膀胱の排尿収縮運動の抑制がみられる．この抑制反応は会陰部のみに限局され，その他の部位では反応がみられない（図6）．この反応は，会陰部に分布する体性神経を求心路とし，骨盤神経を遠心路とする反射である．急性脊髄ラットでもこの反応がみられることから，脊髄分節反射である[18]．

この成績は，夜尿症や神経因性膀胱など種々の排尿障害に対する手技療法が下腹部や仙骨部をよく用いるという臨床的な知見を裏付けるものと考える．

4）尿　管

麻酔ラットの尿管運動は，後肢や胸部，会陰部の皮膚への機械的侵害刺激によって蠕動

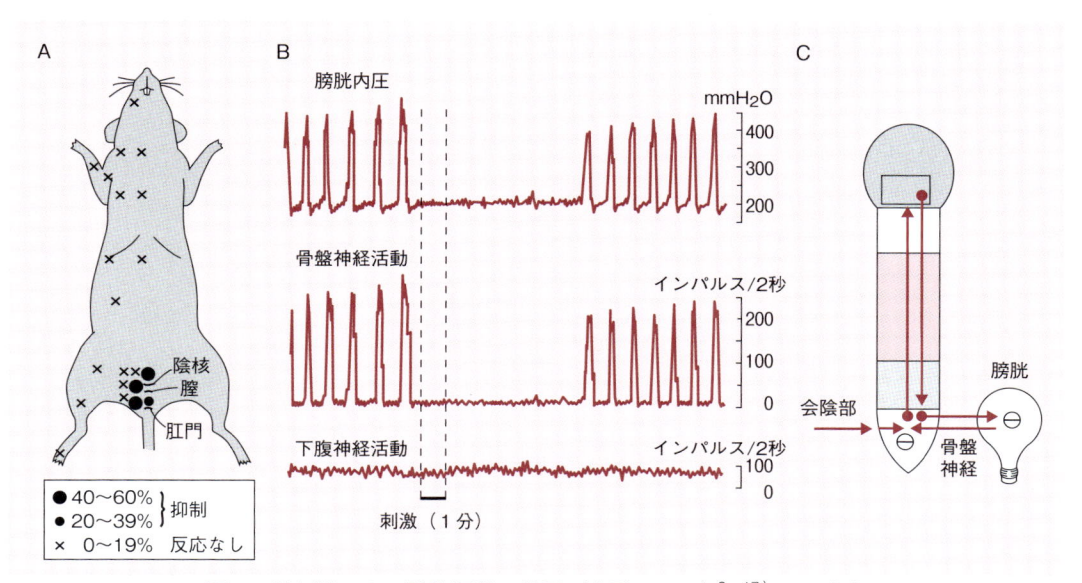

図6　鍼刺激による膀胱運動の効果（麻酔ラット）[3, 17]より改変
A：種々の部位への鍼刺激による膀胱運動の反応
B：会陰部鍼刺激による膀胱内圧，骨盤神経活動，下腹神経活動の変化
C：会陰部刺激による膀胱抑制反応のメカニズムの模式図

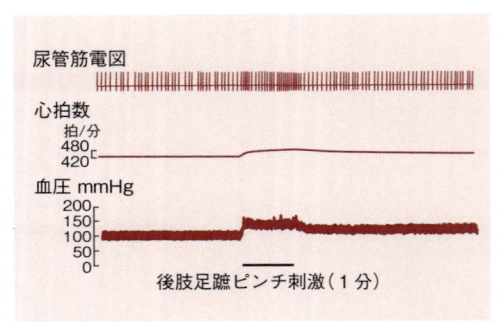

図7 後肢足蹠へのピンチ刺激による尿管運動の変化[18]より改変

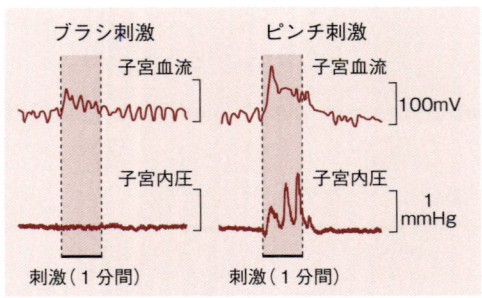

図8 会陰部へのブラシ・ピンチ刺激による子宮血流と子宮内圧の変化[20]より改変

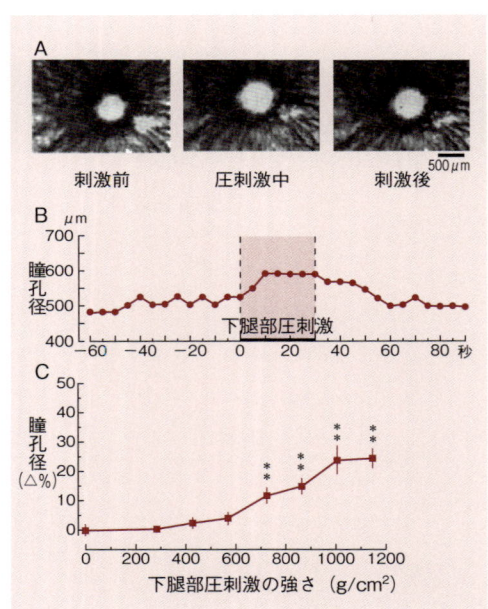

図9 圧刺激（下腿部）による瞳孔径の変化[21]より改変
A, B：下腿部への圧刺激による瞳孔の変化
C：下腿部への圧刺激の強度の違いによる瞳孔反応

運動の増加が認められる（図7）．この反応は迷走神経（副交感神経），下腹神経（交感神経），骨盤神経（副交感神経）の切断では影響されず，内臓神経（交感神経）の切断によって消失したことから，尿管支配の交感神経を含む内臓神経を遠心路とする反射性反応である[19]．この結果は，指圧刺激が尿管結石の疝痛発作の軽減や結石の排出促進に有効であるという臨床成績[20]の作用機序の一部を説明しうるものと考える．

5）子宮運動と子宮血流

麻酔ラットで会陰部の皮膚に侵害性刺激を加えると，子宮支配の副交感神経（骨盤神経）の遠心性活動が脊髄分節性に，反射性に亢進し，子宮が収縮し，子宮血流量が増加する．非侵害刺激であるブラシ刺激では，子宮運動には影響はみられないが，子宮の血流量が増加する（図8）[20]．このことは，骨盤内の循環障害が背景にある婦人科疾患の症状に対して，手技療法が何らかの臨床効果がある可能性を示唆するものと考える．

また，その手技療法の施術部位としては下腹部・仙骨部を中心とする領域が有効であると考える．

6）瞳　孔

麻酔ラットの瞳孔を明順応下で実体顕微鏡によって観察し，後肢に圧刺激を加えると，散瞳反応が起こる（図9）．また，触圧感覚の伝導に関与するⅡ群求心性線維（Aβ）の興奮が起こる強度での体性感覚神経の電気刺激でも散瞳が生じる[21]．同様に鍼通電刺激による散瞳反応も，Ⅱ群求心性線維の興奮する強度以上で出現する．この散瞳反応は，頸部交感神経の切断で影響されず，

瞳孔括約筋に分布する副交感神経を含む動眼神経の切断で消失することから，副交感神経の抑制反射によるものと考えられる[22]．明順応下では瞳孔支配の副交感神経の緊張が高いことが知られている．これらの実験成績は，このような副交感神経の過緊張状態ではその緊張を圧刺激によって改善することができることを示している．暗順応下では瞳孔支配の交感神経の緊張が高いことが知られており，暗順応下では圧刺激による瞳孔反応は明順応下と異なる可能性も考えられる．

7）副腎髄質機能

麻酔ラットの全身の種々の皮膚領域に機械的侵害性刺激を加えると，副腎交感神経の遠心性活動が反射性に増加する．この反応は全身性に出現するが，胸部下部および腹部の刺激が持続時間の長い大きな反応を示す．一方，非侵害刺激（ブラシで皮膚をこする）では，頸部，胸部下部，腹部，大腿部の刺激によって副腎交感神経活動が刺激中，抑制する．さらに，副腎髄質から放出されるカテコールアミン分泌を副腎静脈中より測定すると，副腎交感神経活動の変化と同様に侵害性刺激により分泌が増加し，非侵害性刺激により分泌が

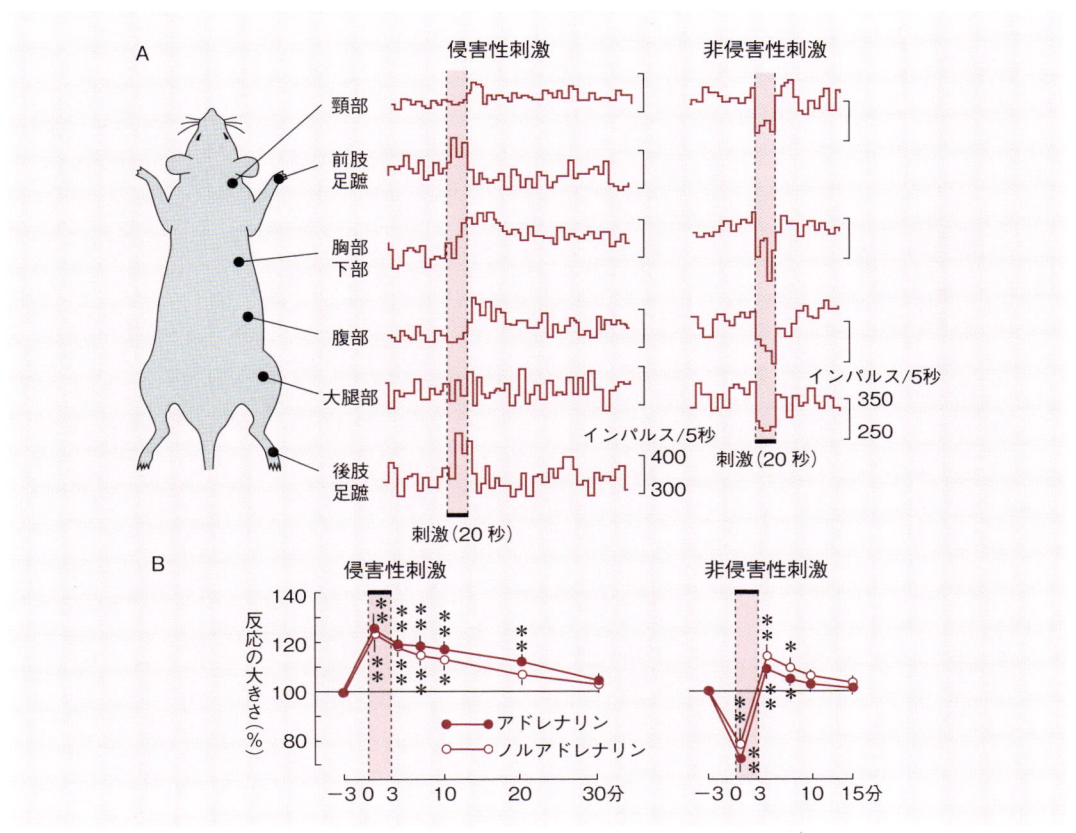

図10 副腎髄質機能に及ぼす体性感覚刺激の効果[1]
A：麻酔ラットの種々の部位への侵害および非侵害刺激による副腎交感神経活動の変化
B：胸部下部への侵害および非侵害刺激による副腎髄質からのカテコールアミン分泌の変化

減少した（**図10**）．

急性脊髄ラット（頸髄上部で脊髄切断）では，副腎交感神経が出力する脊髄レベルに近い胸部下部と腹部の刺激のみが副腎髄質機能の反応を誘発するようになる．侵害性および非侵害性刺激のいずれによっても副腎交感神経活動が亢進し，副腎髄質からのカテコールアミン分泌が増加する．急性脊髄ラットでは脊髄分節性の反応が出現するが，中枢が無傷で脳が存在すると，この脊髄分節機構はあまりみられなくなり，上位中枢を介する全身的な反応が出現する．非侵害性刺激による副腎交感神経活動が抑制する機構も上脊髄レベルに存在すると考えられる[23〜25]．

森らは，麻酔ラットへの後肢の皮膚組織が多い足蹠部と筋組織の多い下腿部（足三里穴相当部）に鍼通電刺激を行った際の副腎髄質機能（副腎交感神経活動および副腎髄質からのカテコールアミン分泌）について検討している[26]．後肢足蹠への鍼通電刺激では副腎髄質機能の亢進が起こった．一方，下腿部への鍼通電刺激ではⅢ群求心性線維の興奮する強度以上で，副腎髄質機能の興奮反応と抑制反応が半数ずつ出現した．したがって，下腿部の圧刺激によって骨格筋支配のⅢ群求心性線維が興奮して，鍼通電刺激と類似の反応が起こる可能性も考えられる．

8）脳血流

最近，内田らにより，麻酔ラットへの鍼刺激によって脳血流量が増加することが報告されており，手技療法とも関連が深いと思われるので，紹介する．

麻酔ラットへの頬，前肢や後肢への鍼刺激によって大脳皮質の血流量が増加した．この脳血流量の増大反応は血圧の反応とは無関係に起こった．前肢足蹠への鍼通電刺激によってⅢ群求心性線維が十分に興奮する強度である 1.5 mA 以上で大脳皮質の血流が増大し，Ⅳ群求心性線維の興奮が加わる 5，10 mA でさらに反応は増大した．この反応は前脳基底部マイネルト核コリン作動性神経を介して大脳皮質にアセチルコリンを放出し，ムスカリン性およびニコチン性アセチルコリン受容体を介して大脳皮質血流量を増加させることを明らかにしている[27]．

Ⅲ群求心性線維の興奮する強度で脳血流量の増大が出現することから，骨格筋への指圧刺激などによっても，鍼通電刺激と同様の反応が起こる可能性も考えられる．そのことから手技療法によって脳血流の改善に伴う中枢神経機能の改善の可能性も考えられ，今後の臨床研究が待たれる．

4．軸索反射

皮膚のある部分の侵害性刺激は無髄の求心性線維を興奮させて，その情報を脊髄後根を介して中枢に送る一方，後根に入る手前で分枝している求心性線維を逆行性に興奮させ，その終末からCGRP（カルシトニン遺伝子関連ペプチド）などを放出して皮膚を拡張させ

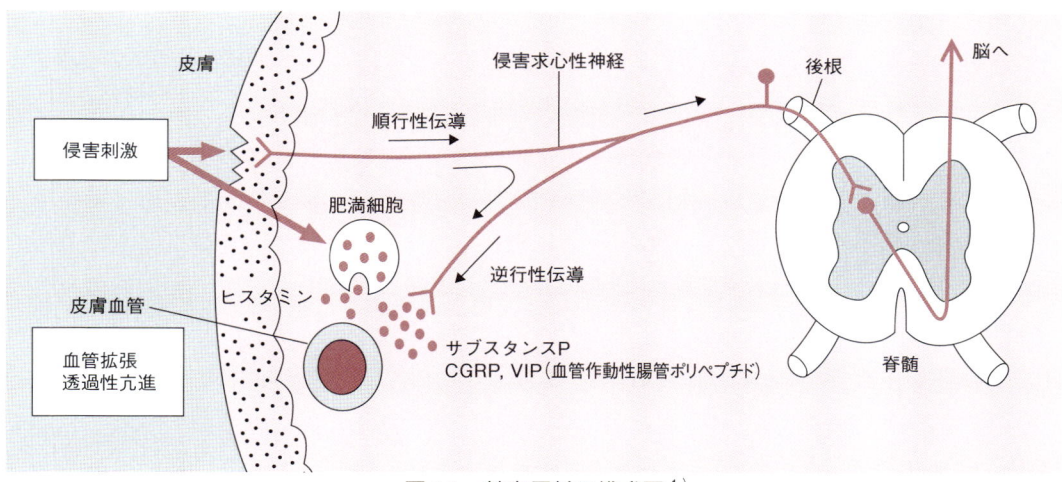

図11 軸索反射の模式図[1]

る（軸索反射）（**図11**）[1].

　脊髄後根において体性神経求心性線維を逆行性に刺激すると，CGRPを介して骨格筋血流が増加することが報告されている[28]．したがって，肩こりなどの症状に対して，筋緊張の強い筋肉にマッサージや指圧を行って症状が改善することが臨床的によく知られているが，この機序の1つとして軸索反射による骨格筋の血流改善が考えられる．

　また，リズミカルな手技刺激は軸索反射の効果に加えて骨格筋ポンプによる血流改善効果も考えられる．

5．内臓-内臓（自律神経）反射

　内臓求心性神経を求心路とし，自律神経を遠心路とする反射を内臓-内臓（自律神経）反射という．手技療法の一部にはこの反射を利用したものも知られている．浪越の考案した指圧療法では，頸動脈洞部への指圧刺激をよく用いている．またあん摩療法や指圧療法でも腹部への施術が多用されている．

　頸動脈洞部への指圧刺激によって血圧が低下する[9]．これは圧受容器反射を介するものと思われる．腹部への指圧刺激によっても血圧が低下するが[9]，これは腹部の皮膚や筋への体性感覚刺激による体性-内臓反射に加えて，腹膜や胃・腸管への機械的刺激によって誘発される内臓-内臓反射も関与していることが考えられる．

まとめ

　手技臨床においては，多くの場合，筋緊張やこりのある局所刺激だけではなく，全身への施術を行う．実際に浪越式指圧では頭部から下肢に至る全身への指圧治療が基本とされ

ている．このような施術方法はこれまで述べてきた軸索反射，脊髄分節性反射，上脊髄性反射の反射機構をすべて活用していると考えられる．

すなわち，①筋緊張やこりのある部位への施術は軸索反射を利用している．②腹部刺激による胃運動抑制反射，会陰部刺激による膀胱運動や子宮血流の反射のように，症状のある内臓器官の交感神経や副交感神経の支配分節と同一または近接する脊髄分節に属する皮膚や骨格筋部への施術は脊髄分節性反射を利用している．③四肢への刺激による胃運動の促進反射や全身性に出現する心臓や血圧，副腎髄質機能に及ぼす反射は上脊髄性反射を利用している．

本書に紹介されている多くの手技療法は，これらの3つの反射機構を経験的に巧みに活用していると考えられる．

以上，手技療法の生理学的機序に関連の深い体性-内臓反射を中心に紹介した．触圧刺激による研究が乏しい分野については侵害性刺激や鍼刺激による成果を紹介したが，近い将来，触刺激や圧刺激によって実際に研究が進むことを願って止まない．

文献

1) 佐藤昭夫，佐藤優子，後藤摩理：自律機能生理学．金芳堂，1995．
2) Sato,A., Schmidt,R.F.：Spinal and supraspinal components of the reflex discharges into lumbar and thoracic white rami., J. Physiol., 212（3）：839-50, 1971.
3) Sato,A., Sato,Y., Schmidt,R.F.：The impact of somatosensory input on autonomic functions. Rev. Physiol. Biochem. Pharmacol., 130：1-328, 1997.
4) 佐藤優子，佐藤昭夫，他：生理学．第2版．東洋療法学校協会編．医歯薬出版，2003．
5) Kimura,A., Ohsawa,H., Sato,A., Sato,Y.：Somatocardiovascular reflexes in anesthetized rats with the central nervous system intact or acutely spinalized at the cervical level. Neurosci. Res., 22（3）：297-305, 1995.
6) 小谷田作夫，他：指圧刺激による心循環系に及ぼす効果について．東洋療法学校協会学会誌，22：40〜45, 1998.
7) Nishijo,K., Mori,H., Yosikawa,K., Yazawa,K.：Decreased heart rate by acupuncture stimulation in humans via facilitation of cardiac vagal activity and suppression of cardiac sympathetic nerve. Neurosci. Lett., 227（3）：165-8, 1997
8a) 小林聰，野口栄太郎，大沢秀雄，佐藤優子，西條一止：鍼刺激によるラット心拍数減少反応の反射機序の検討．全日本鍼灸学会雑誌，48：120-129, 1998.
8b) Uchida S, Shimura M, Ohsawa H, Suzuki A,：Neural Mechanism of Bradycardiac Responses Elicited by Acupuncture-Like Stimulation to a Hindlimb in Anesthetized Rats., J Physiol Sci., 57（6）：377-382, 2007.
9) 井出ゆかり，他：血圧に及ぼす指圧刺激の効果．東洋療法学校協会学会誌，23, 77-82，1999．
10) Ohsawa,H., Okada,K., Nishijo,K., Sato,Y.：Neural mechanism of depressor responses of arterial pressure elicited by acupuncture-like stimulation to a hindlimb in anesthetized rats. J. Auton. Nerv. Sys. 51：27-35, 1995.
11) Johansson,B.：Circulatory responses to stimulation of somatic afferents. Acta Phsiol. Scand., 57 suppl.：1-98, 1962.
12) Kametani,H., Sato,A., Sato,Y., Simpson,A.：Neural mechanisms of reflex facilitation and inhibition of gastric motility to stimulation of various skin areas in rats. J. Physiol., 294：407-18, 1979.
13) Sato, A, Sato.,Y., Suzuki,A., Uchida,S.：Neural mechanisms of the reflex inhibition and excitation of gastric motility elicited by acupuncture-like stimulation in anesthetized rats. Neurosci. Res., 18：53-62, 1993.
14) 佐藤優子，大沢秀雄，岡田薫，山口真二郎，白木幸一，西條一止：触圧刺激の内臓機能に及ぼす影響．日本手技療法学会雑誌，5：8〜13, 1995.
15) Noguchi,E., Ohsawa,H., Tanaka,H., Ikeda,H., Aikawa,Y.：Electro-acupuncture stimulation effects on duodenal motility in anesthetized rats. Jpn J. Physiol., 53：1-7, 2003.
16) Sato,A., Sato,Y., Shimada,F., Torigata,Y.：Changes in vesical function produced by cutaneous stimulation in

17) Sato,A., Sato,Y., Suzuki,A.：Mechanism of the reflex inhibition of micturition contractions of the urinary bladder elicited by acupuncture-like stimulation in anesthetized rats. *Neurosci. Res.*, **15**：189-198, 1992.
18) 大沢秀雄，西條一止，佐藤優子：尿管運動に及ぼす皮膚刺激の効果．全日本鍼灸学会雑誌，**38**：271-280, 1988.
19) 田中亮，樋口照男，横山博美：圧痛点指圧法による尿管結石疝痛発作の消失についての統計的考察．臨泌, **32**(8)：741-745, 1978.
20) Hotta, H., Uchida, S., Shimura,M., Suzuki,H.R：Uterine contractility and blood flow are reflexively regulated by cutaneous afferent stimulation in anesthetized rats. *J. Auton. Nerv. Syst.*, **75**(1)：23-31, 1999.
21) Shimura,M., Ohsawa,H., Yamaguchi,S., Sato,Y.：Effect of natural mechanical stimulation on pupillary dilation in anesthetized rats. *Neurosci. Lett.*, **259**：17-20, 1999.
22) Ohsawa,H., Yamaguchi,S., Ishimaru,H., Shimura,M., Sato,Y.：Neural mechanism of pupillary dilation elicited by electro-acupuncture stimulation in anesthetized rats. *J. Auton. Nerv. Sys.*, **64**：101-106, 1997.
23) Araki,T., Hamamoto,T., Kurosawa,M., Sato,A.：Response of adrenal efferent nerve activity to noxious stimulation of the skin. *Neurosci. Lett.*, **17**：131-5, 1980.
24) Kurosawa,M., Suzuki,A., Utsugi,K., Araki,T.：Response of adrenal efferent nerve activity to non-noxious mechanical stimulation of the skin in rats. *Neurosci. Lett.*, **34**：295-300, 1982.
25) Araki,T., Ito,K., Kurosawa,M., Sato,A.：Responses of adrenal sympathetic nerve activity and catecholamine secretion to cutaneous stimulation in anesthetized rats. *Neuroscience*, **12**：289-99, 1984.
26) Mori,H., Uchida,S., Ohsawa,H., Noguchi,E., Kimura,T., Nishijo,K.：Electro-acupuncture stimulation to a hindpaw and a hind leg produces different reflex responses in sympathoadrenal medullary function in anesthetized rats. *J. Auton. Nerv. Sys.*, **79**：93-98, 2000.
27) Uchida, S., Kagitani,F., Suzuki,A., Aikawa,Y.：Effect of acupuncture-like stimulation on cortical cerebral blood flow in anesthetized rats. *Jpn J. Physiol.*, **50**：495-507, 2000.
28) Sato,A., Sato,Y., Shimura,M., Uchida,S.：Calcitonin gene-related peptide produces skeletal muscle vasodilation following antidromic stimulation of unmyelinated afferents in the dorsal root in rats. *Neurosci. Lett.*, **283**：137-40, 2000.

【著者略歴】（順不同）

森　英俊（もり　ひでとし）
1952 年	横浜市に生まれる
1974 年	東京衛生学園専門学校卒業
1976 年	東京教育大学理療科教員養成施設卒業
1978 年	東京教育大学理療科教員養成施設臨床専攻課程修了
1978 ～ 1980 年	筑波大学理療科教員養成施設　非常勤講師
1980 ～ 1983 年	筑波大学文部技官（準研技官）　理療科教員養成施設
1983 ～ 1992 年	筑波大学講師　心身障害学系
1992 ～ 2005 年	筑波技術短期大学助教授　鍼灸学科
2004 年	医学博士（新潟大学）
2005 年～	国立大学法人筑波技術大学教授　保健学科
2010 年～	国立大学法人筑波技術大学大学院技術科研究科教授

殿山　希（どのやま　のぞみ）
1957 年	北海道に生まれる
1991 年	筑波大学理療科教員養成施設卒業
1991 ～ 2001 年	北海道高等盲学校教諭
2001 ～ 2005 年	筑波技術短期大学助手　鍼灸学科
2004 年	筑波大学大学院修士課程体育研究科修了　修士（体育学）
2005 年～	国立大学法人筑波技術大学助教　保健学科
2009 年	筑波大学大学院博士課程人間総合科学研究科修了　博士（ヒューマン・ケア科学）

上田　正一（うえだ　しょういち）
1961 年	島根県に生まれる
1986 年	筑波大学理療科教員養成施設卒業
1988 年	筑波大学第二学群人間学類研究生修了
1988 年	筑波技術短期大学文部技官
1992 ～ 2005 年	筑波技術短期大学助手　鍼灸学科
1998 年	放送大学教養学部卒業（教養学士）
2004 年	放送大学大学院文化科学研究科（文化科学専攻）修了（学術修士）
2005 ～ 2008 年	国立大学法人筑波技術大学助手　保健学科

谷脇　英一（たにわき　えいいち）
1958 年	埼玉県に生まれる
1990 年	国際鍼灸専門学校卒業
1989 年～	谷脇鍼灸治療院副院長
2004 年～	筑波技術短期大学客員研究員
2005 年～	筑波技術大学客員研究員
2009 年～	さくら鍼灸マッサージ院長

大沢　秀雄（おおさわ　ひでお）
1960 年	長野県に生まれる
1982 年	明治鍼灸短期大学鍼灸学科卒業
1984 年	日本指圧専門学校卒業
1986 年	筑波大学理療科教員養成施設卒業
1990 ～ 2000 年	筑波技術短期大学助手　鍼灸学科
2000 ～ 2005 年	筑波技術短期大学講師　鍼灸学科
2000 年	医学博士（昭和大学）
2005 年～	国立大学法人筑波技術大学准教授　保健学科
2010 年～	国立大学法人筑波技術大学大学院技術科学研究科准教授

田中　秀明（たなか　ひであき）
1964 年	福岡県に生まれる
1987 年	東京医療専門学校卒業
1992 年	Registered Massage Therapist（カナダ，オンタリオ州ライセンス）取得
1996 年	Union Institute and University，博士課程修了（Ph. D. in Medical Science）
1996 年～	The Pacific Wellness Institute, Toronto, Ontario, Canada 所長
1998 年～	筑波技術短期大学客員研究員
2000 ～ 2004 年	College of Massage Therapists of Ontario（オンタリオ州を管轄する免許交付機関）の研究グラント取得．マッサージと筋機能の研究に携わる
2005 年～	筑波技術大学客員研究員

木下　誠（きのした　まこと）
1953 年	北海道に生まれる
1976 年	日本指圧学校卒業
1976 ～ 1991 年	浪越指圧本部センター（日本指圧学校助手）
1980 年	厚生大臣指定あん摩・マッサージ・指圧師専科教員課程修了
1988 年	東洋大学通信教育部法学部法律学科卒業
1991 年～	指圧・鍼灸の神陽館（旧指圧の神陽館）院長

〔非常勤講師〕
1980 ～ 2013 年	日本指圧専門学校
1995 ～ 2004 年	筑波大学理療科教員養成施設
1998 ～ 2005 年	筑波技術短期大学　鍼灸学科
2004 ～ 2006 年	国立大学法人筑波大学理療科教員養成施設
2004 ～ 2012 年	東京医療専門学校鍼灸マッサージ教員養成科
2005 ～ 2012 年	国立大学法人筑波技術大学　保健学科

〔所属団体〕
2016 年～	一般社団法人日本指圧協会副理事長

野口　栄太郎（のぐち　えいたろう）
1954 年	和歌山県に生まれる
1978 年	明治大学法学部卒業
1981 年	東京衛生学園専門学校卒業
1982 ～ 1983 年	（財）東洋医学技術研修センター研修課程
1983 ～ 1989 年	（財）東洋医学技術研修センター研究員
1989 ～ 1993 年	関西鍼灸短期大学講師
1991 年	医学博士（埼玉医科大学）
1993 ～ 1995 年	関西鍼灸短期大学助教授
1995 ～ 2005 年	筑波技術短期大学助教授　鍼灸学科
2005 年～	国立大学法人筑波技術大学教授　保健学科
2010 年～	国立大学法人筑波技術大学大学院技術科研究科教授

図解 基本術式
あん摩・マッサージ・指圧による全身調整　ISBN978-4-263-24206-3

2006年3月1日　第1版第1刷発行
2017年10月10日　第1版第4刷発行

編　著　森　　英　俊
発行者　白　石　泰　夫
発行所　医歯薬出版株式会社
〒113-8612　東京都文京区本駒込1-7-10
TEL.（03）5395－7641（編集）・7616（販売）
FAX.（03）5395－7624（編集）・8563（販売）
https://www.ishiyaku.co.jp/
郵便振替番号00190-5-5013816

乱丁・落丁の際はお取り替えいたします　　　　　印刷・壮光舎印刷／製本・榎本製本
Ⓒ Ishiyaku Publishers, Inc., 2006. Printed in Japan

本書の複製権・翻訳権・翻案権・上映権・譲渡権・貸与権・公衆送信権（送信可能化権を含む）・口述権は，医歯薬出版(株)が保有します．
本書を無断で複製する行為（コピー，スキャン，デジタルデータ化など）は，「私的使用のための複製」などの著作権法上の限られた例外を除き禁じられています．また私的使用に該当する場合であっても，請負業者等の第三者に依頼し上記の行為を行うことは違法となります．

JCOPY ＜(社)出版者著作権管理機構　委託出版物＞
本書をコピーやスキャン等により複製される場合は，そのつど事前に(社)出版社著作権管理機構（電話03-3513-6969，FAX03-3513-6979，e-mail：info@jcopy.or.jp）の許諾を得てください．